Aspectos biomecânicos
Cadeias musculares
e articulares
Método G.D.S.
(Noções básicas)

Dados Internacionais de Catalogação na Publicação (CIP)
(Câmara Brasileira do Livro, SP, Brasil)

Campignion, Philippe
    Aspectos biomecânicos : cadeias musculares e articulares: método G.D.S. :
noções básicas / Philippe Campignion ; (ilustrações Godelieve Deny-Struyf,
Philippe Campignion ; tradução Maria Lucia Campello Hahn). - São Paulo:
Summus, 2003.
    Título original: Les chaînes musculaires et articulaires : méthode G.D.S. :
Aspects biomécaniques : notions de base.
    Bibliografia
    ISBN 978-85-323-0842-9

    1. Articulações - Fisiologia 2. Biomecânica 3. Fáscias (Anatomia. - Fisiologia
4. G.D.S. (Técnica terapêutica) 5. Sistema músculo-esquelético - Fisiologia
I. Denys-Struyf, Godelieve. II. Título.

03-3440   CDD-612.7

Índice para catálogo sistemático:
1. Cadeias musculares e articulares : Aplicação do método G.D.S. :
Fisiologia neuromuscular   612.7

www.summus.com.br

Compre em lugar de fotocopiar.
Cada real que você dá por um livro recompensa seus autores
e os convida a produzir mais sobre o tema;
incentiva seus editores a encomendar, traduzir e publicar
outras obras sobre o assunto;
e paga aos livreiros por estocar e levar até você livros
para a sua informação e o seu entretenimento.
Cada real que você dá pela fotocópia não autorizada de um livro
financia o crime
e ajuda a matar a produção intelectual de seu país.

Aspectos biomecânicos
Cadeias musculares e articulares
Método G.D.S.

(Noções básicas)

Philippe Campignion

summus editorial

Do original em língua francesa
LES CHAÎNES MUSCULAIRES ET ARTICULAIRES
MÉTHODE G.D.S. – ASPECTS BIOMÉCANIQUES

Copyright © 2001 by Philippe Campignion
Direitos desta tradução adquiridos por Summus Editorial

Capa: **Magno Paganelli**
Tradução: **Maria Lucia Campello Hahn**
Editoração e fotolitos: **All Print**

Summus Editorial

Departamento editorial:
Rua Itapicuru, 613 – 7º andar
05006-000 – São Paulo – SP
Fone: (11) 3872-3322
Fax: (11) 3872-7476
http://www.summus.com.br
e-mail: summus@summus.com.br

Atendimento ao consumidor:
Summus Editorial
Fone: (11) 3865-9890

Vendas por atacado:
Fone: (11) 3873-8638
Fax: (11) 3873-7085
e-mail: vendas@summus.com.br

Impresso no Brasil

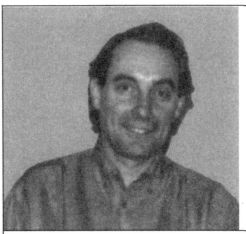

Philippe Campignion

*É diretor do Centro de Formação Philippe Campignion, professor e delegado para a França do Instituto de Cadeias Musculares e Técnicas do Método Godelieve Denys-Struyf (G.D.S.).
É também professor da Associação dos Fisioterapeutas Mezieristas (A.M.I.K.).*

Agradecimentos

Pela leitura e pelas correções:

Christiane Blancheton
Lori Campignion-Desimpelaere
Anémone Carpentier
Dr. Paul Fayada
Gisèle Harboux
Régine Hubeaut
Bernard Valentin

Todo o meu reconhecimento a mme. Godelieve Denys-Struyf, por colocar à minha disposição um trabalho de mais de quarenta anos de pesquisa.

Índice

Apresentação à edição brasileira.. 11

Prefácio 13

Parte 1
Introdução

Definição do método 18

Considerações gerais

Inicialmente, é da função que decorre a forma. Na patologia, com
freqüência, é a forma que põe entraves à função 20

Não somos achatados pela força da gravidade, mas pelas ações musculares
que buscam lutar contra ela, quando tais ações se tornam excessivas.... 21

O que é uma cadeia muscular?.. 22

O que induz a atividade nas cadeias de tensão miofasciais?................ 24

Noção de potencial 27

Ação-reação entre cadeias antagonistas 30

Parte 2
As tipologias postas em evidência por Godelieve Denys-Struyf

As tipologias de Godelieve Denys-Struyf (G.D.S.)............................ 33

Noção de feudo e de residência

Os feudos.. 38

As residências 42

Cadeias ântero-medianas AM 44

Cadeias póstero-medianas PM 46

Os encadeamentos musculoaponevróticos póstero-anterior e ântero-posterior 48

O encadeamento musculoaponevrótico ântero-lateral AL 56

O encadeamento musculoaponevrótico póstero-lateral PL 60

A assimetria é fisiológica 65

O diafragma é assimétrico em sua forma e em suas contrações 67

Paralelo com a filosofia da medicina tradicional chinesa 68

Parte 3
O equilíbrio do homem em pé

Definição de equilíbrio 72

As cadeias articulares 75

As massas e as intermassas 79

Os pivôs e as alavancas 81

Discussão sobre os pivôs e as alavancas na posição em pé 83

As linhas da coluna vertebral

Qual a forma ideal para a coluna? 87

A linha do anatomista 91

A linha do clínico 93

Marcas que indicam um excesso nas diferentes cadeias 96

A linha do biomecanicista 103

A linha das apófises transversas 104

Todas as linhas misturadas 105

Os arcos e os segmentos

Passagem dos pivôs e das alavancas aos arcos e segmentos 107

A articulação sacroilíaca, entre o eixo vertical e o horizontal 107

Os arcos e os segmentos na respiração 109

Pontos fracos dos diferentes segmentos 111

Estruturação da coluna vertebral no bebê... 114

Anomalias nos pivôs e nas alavancas em relação às tipologias 117

Parte 4
Os músculos e as fáscias

Considerações gerais

Diferenciação entre rigidez e anquilose 122

O osso e o músculo são ligados.. 123

A noção de marca morfológica 123

Noção de ponto fixo 125

As fáscias

Fáscias de envolvimento, fáscias de deslizamento e divisões intermusculares,
fáscias de ligação, fáscias viscerais, *fascia superficialis* e periósteo.......... 126

A relação entre o músculo e o osso

As cadeias musculares unem entre si as cadeias articulares 128

A noção de torção 128

Ação-reação entre músculo e osso 130

Noções de fisiologia neuromuscular e aplicações práticas

Neurofisiologia do músculo 132

Certos fatores podem influenciar o tônus muscular 137

Papel da respiração no alongamento 137

Aplicações práticas e conclusões **139**

Referências bibliográficas **141**

Apresentação à edição brasileira

É uma grande satisfação receber mais um livro sobre o Método G.D.S.

Aspectos Biomecânicos – Cadeias Musculares e Articulares – Método G.D.S. é o recente trabalho de Philippe Campignion e, novamente, o traz ao SESC Vila Mariana, em São Paulo, para nos aprofundarmos na complexidade deste método.

Não é a primeira vez que personalidades deste porte vêm ao Brasil. Em 1995[*], por ocasião do lançamento do livro sobre o Método G.D.S., recebemos, em São Paulo, Godelieve Denys-Struyf, que nos ofereceu alguns dias de conferência no SESC Pompéia. Nestes dias, vivenciamos com ela as diferentes possibilidades de agir no plano terapêutico que este conceito de cadeia muscular nos oferece.

Em 1998[**], outro lançamento, o livro *Respir-Ações*, trouxe Philippe Campignion para uma belíssima conferência sobre seus estudos no SESC Ipiranga, também em São Paulo.

No Brasil, a despeito de muitas dificuldades no plano da saúde e da educação, podemos dizer que existe um excelente desenvolvimento em terapias corporais. Isso é muito bom, pois amplia o mercado, o campo de pesquisa, as discussões e as avaliações de resultados na Medicina Holística. Livros como este contribuem para o enriquecimento dos debates e auxiliam nas experiências profissionais do País.

Este livro nos expõe a imensa complexidade do significado de "se verticalizar", "ficar em pé". Cada um de nós, por razões variadas – genéticas, culturais, comportamentais etc. –, constrói uma forma muito específica no modo de erigir.

Com que olhos devemos ousar fazer uma análise sobre este comportamento?

Indiscutivelmente, existe um leque de morfotipos. Por razões diversas, adotamos algumas dessas tipologias como instrumento para nos personalizar.

Essa visão não somente nos permite o conhecimento do que Godelieve denomina "terreno", mas também nos ajuda no campo terapêutico, no "diagnóstico". Com base nesse conhecimento, obtemos um instrumento possível para a adminis-

---

[*] *Cadeias musculares e articulares: o método G.D.S.*, de Godelieve Denys-Struyf, São Paulo, Summus.
[**] *Respir-Ações: a respiração para uma vida saudável*, de Philippe Campignion, São Paulo, Summus.

tração de nossa saúde, que nos ensina a controlar seus excessos ou alimentar suas carências. Este "terreno", com suas determinações, pode ajudar a visão do terapeuta em suas estratégias de tratamento. O mesmo problema mecânico num ser humano possui causas diferentes a serem observadas e abordagens de tratamento diferenciadas a serem eleitas. No Método G.D.S., percebemos nitidamente que a fixação em um único modo de funcionamento do aparelho locomotor, sem condição de nos adaptarmos aos diferentes momentos de nossas vidas, traz, forçosamente, comprometimentos no sistema visceral e psíquico. No longo prazo, a fixação dentro dos excessos de uma atitude tipológica, nos leva inevitavelmente à construção de certas patologias.

Neste livro, aprendemos mecanicamente a cartografia de algumas formas que o ser humano desenvolveu para se personalizar. Este mapa, sobre vários aspectos, vai nos nortear para o controle, seja no excesso (fixações que as cadeias musculares nos aprisionam) ou nas carências reveladas no nosso desenho corporal que são potencialidades não alimentadas em nossa vida.

Ivaldo Bertazzo

Prefácio

O assunto é vasto; seriam necessários mais de uma vida e um grande número de intervenções (provenientes de danças, lutas marciais, dramatizações etc.) para captar e ilustrar todas as facetas da abordagem chamada de "Cadeias", proposta pelo método G.D.S.

Nossos cursos lidam com numerosos e diversos usos do corpo e com diferentes "coreografias", com variadas "corpografias" humanas, para se impregnar de todas as possíveis utilizações do corpo, as quais, por sua vez, exprimem maneiras distintas de viver, de ser e de se comunicar.

O método G.D.S. implica a palavra do corpo e, para falar com o corpo, os músculos organizam-se em famílias, formam conjuntos psiconeuromusculares, cadeias miofasciais, que mobilizam nossas cadeias articulares e constroem nossos gestos.

Movimento-me e meu gesto molda meu corpo, exprimindo algo de mim. Mas existem gestos que minhas articulações gostam de fazer e outros que as fazem ranger e sofrer.

Comportamentos e movimentos adequados ou inadequados, estruturantes ou desestruturantes, vêm misturados. Sabemos, porém, que é possível intervir precocemente para evitar o desgaste prematuro de nossa mecânica.

É dessa mecânica que Philippe vai falar-nos nestes fascículos.

A palavra "cadeias" abrange diversas noções. As noções de relação, inter-relação e interação são as mais importantes. As famílias musculares são instrumentos de relação, cadeias de comunicação que fazem o corpo falar. No entanto, a palavra "cadeia" pode ser entendida também no sentido negativo, de cadeias musculares excessivas que aprisionam, que constrangem e geram, em conseqüência, certas inter-relações no interior do corpo e do ambiente circundante.

O excesso em uma cadeia provoca a inibição de suas funções e engendra, como resultado, a manifestação de seu contrário, em conjunto com a alteração psicomecânica dos outros conjuntos musculares e das outras cadeias articulares, pois tudo está ligado.

Os fascículos organizados por Philippe nos desvendam esse quadro em que se entretecem ações corretas e ações excessivas ou incorretas, reações de defesa, escaladas de tensão, e também nos mostram como desembaraçar e restabelecer o acordo (*réaccorder*) entre essas famílias em confusão. Pois a sociedade das cadeias é como a sociedade dos homens, sendo essencial encontrar a melhor maneira de colocá-las em harmonia. É necessário que aprendamos a localizar e a ver essas cadeias, que são vias de comunicação e voz, instrumentos da fala do corpo. Elas são expressão individual, que distingue os humanos, e ainda a linguagem da vida, que anima e iguala todos os indivíduos.

Essas cadeias miofasciais que reúnem e unificam o corpo unem também o interior e o exterior, por meio da comunicação não-verbal, esta fala do corpo que é nossa primeira linguagem, aquela que sobreviveu à torre de Babel, uma espécie de língua materna falada por todos.

Como é muito bem exposto por Philippe, esses conjuntos musculares são ao mesmo tempo estruturantes, dando forma ao nosso corpo, e são também instrumentos de nossa mobilidade e de nossas metamorfoses. Essas "cadeias" garantem ao mesmo tempo a unidade e a coesão de nossa pessoa e a adaptabilidade de nossas estruturas às necessidades da vida, às possíveis reviravoltas do destino, às mudanças e aos períodos de passagem no trajeto de nossa existência.

Esses conjuntos musculares vinculam a unidade, realizada por meio da equilibração das "cordas" (*accordage*), e a fluidez, pela elasticidade e adaptabilidade desses "encordoamentos".

Porém, quando as cadeias se degradam, se desequilibram, ou tornam-se excessivas, elas se enrijecem e criam tipologias muito marcadas, que impõem restrições e limitações do corpo. Elas tornam-se então nossas prisões, "cadeias de forçados", que diminuem nossa qualidade de vida. Elas prejudicam as funções físicas e psíquicas e desencadeiam alarmes, sob a forma de sintomas diversos e dores.

Nos processos de cura e de prevenção, tudo, por assim dizer, tem a ver com certa ciência do equilíbrio entre as cordas, ou da *accordage*.

Para fazer avançar essa arte e compreender as vias e vozes do corpo, Philippe prossegue pelo caminho que iniciei e produz os livros que não pude completar, ocupada como sempre estive em tratar, testar, refinar a abordagem dos pacientes e a compreensão dos mecanismos motores do sofrimento físico e psíquico e de todas as deformações. Embora mais prática do que teórica, entretanto, eu enchi várias páginas, anotei, escrevi e desenhei. Escrevi bastante, como se escreve um diário, dia após dia, anotando observações, questões, tentativas, resultados obtidos, reflexões e conclusões. Para ensinar precisei escrever e desenhar muito, organizando os cursos. Cem vezes sobre o papel reformulei minha obra.

Hoje, Philippe reúne os principais dados sobre a mecânica das cadeias, e eu, desobrigada desse cuidado, lhe agradeço por esse considerável esforço. Agradeço também à sua esposa, Lori, por sua enorme contribuição para o desenvolvimento e a expansão do ensino do método das cadeias G.D.S.

Philippe tornou-se progressivamente, desde quando eu ensinava em Kortenberg, meu principal colaborador, garantindo sobretudo o aspecto biomecânico e cinesioterápico das cadeias. Dedicou-se inteiramente ao ensino e o fez com imenso rigor, com humor e fantasia.

Philippe ensina uma disciplina que ele soube integrar e, acima de tudo, soube testar e verificar, e sobre a qual ele sabe argumentar. Ele transmite esses conteúdos aos seus alunos recriando-os com suas próprias palavras e com sua vivência pessoal. É uma qualidade essencial e, como ele mesmo diz: "ralei muito"; refez certos percursos, ampliou-os, não se contentou em aprender para reproduzir de modo idêntico o ensinamento recebido. Isso também deve acontecer nos cursos, em que o importante é não ser a fotocópia do professor, ou imitar o guru.

O método das cadeias G.D.S., aliás, insiste em que cada um de nós, terapeutas, exerça o próprio olhar, a observação, o tocar e a escuta.

Tudo, é claro, associado à experimentação pessoal para compreender, de dentro, os mecanismos que a experiência demonstra. Experimentar para provar e integrar, para incorporar o ensinamento recebido. Aprender as cadeias de cor sem envolver-se pessoalmente significa excluir toda criatividade. Experimentar e incorporar revolvem um solo do qual podem brotar novas idéias.

A língua dos que repetem como papagaios transmite mensagens sem fundamento, que se desgatam com o tempo. Porém, sobre a tal base experimental, fornecida pelo método G.D.S., chega-se a um conjunto de elementos de compreensão, segundo o contexto e a pessoa envolvida. O praticante desse método recria com seus gestos, suas palavras, sua vivência anterior e sua personalidade, as respostas adequadas a cada paciente, fundamentado nas bases recebidas. Essas bases explicam os caminhos, os trilhos, as leis de comunicação entre as cadeias do e pelo corpo e o ambiente. Como foi enunciado, a sociedade das cadeias funciona como a dos homens, feita de ações e reações, de escaladas e de bloqueios, de rancores acumulados e de tensões contidas e finalmente expressas por palavras e pelos males do corpo. São as marcas deixadas pelo silêncio e pelos sofrimentos que deformam o corpo e o espírito, que alteram a saúde e a qualidade de vida. Prevenir é bem melhor que curar, porém para fazê-lo é necessário "pré-ver". E quais são os meios de prever?

O método das cadeias G.D.S. nos ensina a ler o que o corpo diz e a identificar o terreno de predisposições.

Godelieve Denys-Struyf

Parte 1

Introdução

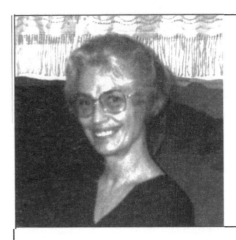

Mme. Godelieve Denys-Struyf

Iniciadora do conceito das cadeias musculares e articulares

Definição do método

O método das cadeias musculares e articulares G.D.S. leva o nome de Godelieve Denys-Struyf, que foi sua iniciadora nos anos de 1960-70.

Trata-se de um método global de fisioterapia e abordagem comportamental, de prevenção, tratamento e manutenção, baseado na compreensão do terreno de predisposições.

Apoiando-se em uma experiência de quinze anos como retratista, de análise morfológica e psicológica das formas e de antropometria, a autora do método teve a idéia de aplicar esse modo de observação à cinesioterapia no quadro das deformações e das algias do sistema locomotor, com o objetivo de realizar uma abordagem mais individualizada da mecânica humana.

A partir da noção de que corpo é linguagem, Godelieve Denys-Struyf dedicou-se a estabelecer as bases de uma compreensão psicocorporal dirigida à criança e também ao adulto, no quadro da ginástica e da utilização corporal mais consciente e sobretudo mais adaptada a cada indivíduo.

Enquanto trabalhava num serviço de reumatologia especializado em algias vertebrais, adquiriu o hábito de fazer o retrato detalhado (frente, costas e perfis) dos pacientes vindos em consulta e cujo diagnóstico acusava sempre a existência de uma hiperlordose.

Avaliando a postura de cada um, logo percebeu que nem todos eram necessariamente lordosados. Iniciou, então, um trabalho estatístico que buscava agrupar os pacientes que apresentassem a mesma postura com o fim de estabelecer ligações entre tal tipo de postura e as algias.

Foi nesse período que ela definiu as atitudes posturais que servem de base à nossa compreensão do "terreno". Em seguida, dedicou-se a definir os conjuntos musculares que estão por trás dessas atitudes, terminando por definir seis cadeias de tensão miofasciais.

Esse modo de raciocínio fundou-se na observação de milhares de pacientes, em múltiplas tentativas e reformulações, que afinal chegaram à elaboração cautelosa desse método de análise psicocorporal, que foi sendo verificado e refinado ao longo de sua vida profissional. É, pois, o exemplo típico de um trabalho científico rigoroso, baseado na observação e no controle dos resultados à luz das hipóteses propostas.

Alguns autores a influenciaram nessa pesquisa:

– **Piret e Béziers,** no que diz respeito às noções de cadeia articular, de unidade motora e outros conceitos referentes à coordenação motora;

– **Kabat, Bobath e Mézières,** no que diz respeito à noção de cadeia muscular.

Paralelamente, seus conhecimentos no domínio da *morfopsicologia* permitiram-lhe tornar mais precisos os elos entre as pulsões psicocomportamentais e a postura.

A *medicina tradicional chinesa*, da qual ela se aproximou por intermédio de seu marido, acupuntor respeitado, permitiu-lhe compreender as inter-relações entre esses diferentes sistemas. O método G.D.S. estabelece numerosos pontos de contato com a energética chinesa e a osteopatia, que mme. Struyf estudou e posteriormente ensinou na Escola Européia de Osteopatia de Maidstone (Kent, Inglaterra) por vários anos.

Considerações gerais

Inicialmente, é da função que decorre a forma. Na patologia, com freqüência, é a forma que põe entraves à função.

A osteopatia apóia-se no princípio de que basta restaurar a mobilidade para que o corpo reencontre por si só a função correta.

Segundo Françoise Mézières, por sua vez, as deformações do sistema locomotor estão na base de nossas disfunções e é pela correção da forma que se recupera a função.

O método G.D.S. leva em conta esses dois aspectos, porém Godelieve Denys-Struyf acredita que *não basta liberar o corpo de seus entraves para que ele recupere por si só sua boa fisiologia.* Com efeito, diz ela, *o corpo retoma com freqüência os esquemas errôneos aos quais se habituou ao longo dos anos.*

Para evitar esse risco, o método G.D.S. adota um procedimento ao mesmo tempo *refuncionalizante* e *reestruturante.*

Mediante a leitura das marcas morfológicas e do modo de funcionamento do corpo, tentamos delimitar da melhor maneira possível a noção de terreno e compreender o que pode prejudicar a função. Em princípio, podemos realizar um trabalho de equilíbrio das tensões entre os diferentes músculos que estruturam nossas cadeias articulares.

Num segundo momento, tentamos reprogramar a função por meio de um trabalho principalmente psicomotor, de reaprendizagem e, em seguida, de reautomatização do gesto correto e justo.

> Não somos achatados pela força da gravidade, mas pelas ações musculares que buscam lutar contra ela, quando tais ações se tornam excessivas.

A afirmação de Françoise Mézières nos leva a reconsiderar a fisiologia muscular e sobretudo a abordagem terapêutica das deformações do sistema locomotor. Pensar, como foi o caso durante muito tempo, que é por fraqueza muscular que o corpo se deforma sob o efeito da gravidade é hoje considerado errôneo. O corpo não se submete passivamente à ação da força gravitacional, mas reage a ela ajustando seu tônus muscular. Veremos mais adiante que outros fatores vêm juntar-se a este, favorecendo o aumento, freqüentemente anárquico por ser mal distribuído, do tônus muscular. *O reequilíbrio das tensões recíprocas não deveria então substituir o simples fortalecimento muscular ou o simples alongamento?*

No texto que se segue, uma grande parte será dedicada à descrição dos papéis dos diferentes músculos sobre a estática e a forma do corpo. Além disso, falaremos dos efeitos de uma tonicidade excessiva, ou da retração de certos músculos nos problemas estáticos.

Classicamente faz-se uma distinção entre os músculos estáticos e os músculos dinâmicos. Na prática, é forçoso constatar que *numerosos músculos agem ao mesmo tempo na estática e na dinâmica*. Essa bivalência costuma acarretar alguns problemas: um músculo que intervém constantemente na estática pode perder sua elasticidade e chegar, por vezes, a fibrosar.

O que é uma cadeia muscular?

Uma das idéias recorrentes no método G.D.S é a de que *nosso corpo é linguagem*, exprimindo em sua postura aquilo que nossas palavras não conseguem expressar. É fácil, aliás, verificar que nossa postura é diferente conforme estejamos nos sentindo "em forma" ou "deprimidos". Godelieve Denys-Struyf torna mais claros os mecanismos dessa expressão psicocorporal, da qual os músculos são os instrumentos. Para ilustrar os nossos propósitos, tomemos o exemplo de uma pulsão psicocomportamental específica que ela chama de necessidade de afeto (Figura 1):

– As diferentes pulsões psicocomportamentais materializam-se no corpo pela ativação de certos músculos em um local preciso do corpo, que Godelieve Denys-Struyf denomina *pivô primário* da pulsão. Cada pulsão dispõe de músculos específicos que agem sobre um pivô primário específico. Alguns estão situados nos quadris ou nos tornozelos, ou ainda, no pescoço. No exemplo que escolhemos, ele se localiza nos joelhos, que são acionados em flexão (Figura 1.1).

Essa ação, por sua vez, acarreta *um desequilíbrio do corpo em determinada direção* (Figura 1.2) e uma modificação da postura à imagem da pulsão. Trata-se de uma verdadeira *linguagem falada do corpo*.

Com reação, o corpo é obrigado a suspender-se por meio de músculos que, por sua localização e sobretudo pela direção de suas fibras, possam frear seu desequilíbrio (Figura 1.3). Tais músculos são convocados à ação por meio do *reflexo miotático*, chamado também de *reflexo postural de Sherrington*. Idealmente a reação desses músculos deveria bastar para restabelecer o equilíbrio temporariamente modificado pela pulsão psicocomportamental. E deveríamos poder passar de uma atitude a outra, segundo as circunstâncias, dando assim prova de uma grande adaptabilidade ao meio que nos cerca.

– Na prática, a predominância de uma pulsão instala e mantém um desequilíbrio específico, que leva o corpo a recrutar um número cada vez maior de músculos e, sobretudo, a fazê-lo de maneira permanente. Ao elevar seu tônus, cada músculo coloca em estado de tensão a aponevrose de um ou mais músculos vizinhos, os quais, por sua vez, elevam o próprio tônus. Progressivamente surge no corpo uma verdadeira *cadeia de tensão miofascial*.

Paradoxalmente, essa cadeia de tensões, que a princípio se constituiu para frear um desequilíbrio, vai fixar esse desequilíbrio e aprisionar o corpo em uma tipologia que dificulta sua adaptabilidade e torna-se fonte de sofrimento (Figura 1.4). Godelieve Denys-Struyf fala então de *linguagem gravada do corpo*. O método G.D.S. propõe uma leitura precisa dessa linguagem a fim de determinar os meios de desfazer essa prisão muscular para que o corpo possa reencontrar a liberdade de movimentos e de expressão.

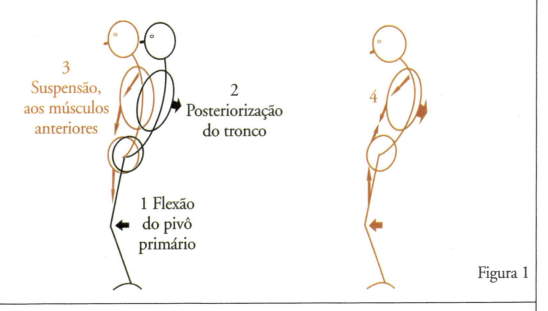

Figura 1

Linguagem falada	Linguagem gravada
As cadeias anteriores freiam o desequilíbrio posterior do tronco criado pela flexão dos joelhos.	As cadeias anteriores enrijecem o corpo na posição de desequilíbrio posterior do tronco.

O que induz a atividade nas cadeias de tensão miofasciais?

As reações de defesa

Certas cadeias participam dos mecanismos de defesa do corpo em face de algumas agressões ou disfunções. Embora ainda não as tenhamos descrito, citarei as principais, cujas características o leitor encontrará nas próximas páginas:

– As cadeias ântero-laterais (AL), que devem seu nome à localização lateral e mais anterior no tronco, intervêm nos mecanismos de defesa do corpo em casos de traumatismos físicos. Também estão freqüentemente implicadas em certos problemas viscerais, que não deixaremos de observar ao estudá-las.

– As cadeias póstero-anteriores (PA), situadas atrás e bem junto à coluna vertebral, cuja função é mantê-la ereta, estão muito envolvidas nos mecanismos de defesa dessa coluna. Os músculos de PA são verdadeiras sentinelas do eixo vertebral e intervêm a cada vez que existe o risco de ocorrer disjunção articular, seja por razão traumática ou psicopostural.

Os músculos dos encadeamentos miofasciais chamados ântero-posteriores (AP), pela direção de suas fibras, ajustam os centros de gravidade, mantendo no prumo as massas cefálica, torácica e pélvica. Eles intervêm sempre que o alinhamento dessas três massas fica comprometido.

– As cadeias musculoaponevróticas ântero-medianas (AM) em geral imprimem suas marcas no corpo por ocasião de choques afetivos (a perda de um ente querido, por exemplo).

As pulsões psicocomportamentais

A personalidade constrói-se a partir de vários elementos:

– **O potencial de base**: trata-se do potencial genético. Ele não é outra coisa senão um projeto a realizar, *um vazio a ser preenchido* ou ainda, como o diz freqüentemente mme. Struyf, um jardim abandonado à espera de cultivo. A natureza coloca instrumentos à nossa disposição para facilitar a realização desse nosso projeto de base. Aqueles cujo vazio a ser preenchido é, por exemplo, a necessidade de afeto, são em geral pessoas de grande sensibilidade, capazes de perceber as mínimas sutilezas no comportamento dos outros. Outras pessoas, cuja motivação é a ação e o domínio do meio que as cerca, são providas, sobretudo, de um espírito analítico bem desenvolvido assim como da faculdade de tomar decisões com rapidez.

– **O "adquirido"**: refere-se a tudo o que resulta da educação, entendida no sentido amplo. A criança tende a reproduzir o "modelo" que o ambiente lhe oferece, em especial o ambiente familiar. Ela pode encontrar-se dividida entre seu projeto inicial e o projeto que seus pais concebem para ela. Essa divisão pode ser algo muito forte, pois as crianças costumam fazer de tudo para não desapontar os pais por medo de serem rejeitadas.

É comum encontrarmos pessoas que, quando crianças, escolheram um caminho que não era precisamente o seu. São, por exemplo, aquelas pessoas que, depois de certa idade, decidem mudar de vida. Infelizmente essa mudança de curso não acontece com a maioria. São inúmeros os indivíduos que jamais chegam a realizar seu projeto de base, não sendo freqüente atingir o equilíbrio entre o potencial de base e o adquirido.

– **A "fachada"**: resulta dos dois elementos precedentes, mas também dos eventuais acidentes de percurso. A fachada ideal seria uma fachada *adaptável* ao meio, que permitisse ao indivíduo representar diferentes papéis, porém conservando, é claro, sua própria identidade. A fachada reflete com freqüência uma grande parte de nossa história, com suas alegrias, seus triunfos, mas também suas carências, suas frustrações, seus traumatismos.

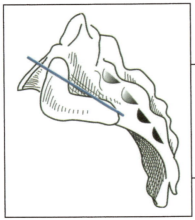

Figura 2.1 Sacro neutro PA-AP

As duas primeiras vértebras sacrais estão alinhadas entre si. Associamos esta forma a modos de expressão corporal que favorecem certas cadeias que denominamos póstero-anteriores e ântero-posteriores PA-AP.

Figura 2.2 Sacro arredondado *(bombé)* AM

As duas primeiras vértebras sacrais estão em flexão, uma em relação à outra, o que modifica a correspondência entre a orientação do platô sacral e a do grande eixo sagital desse sacro. Associamos esta forma a modos de expressão corporal que favorecem certas cadeias que chamamos ântero-medianas AM.

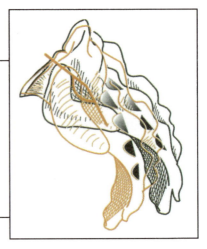

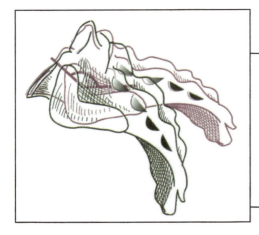

Figura 2.3 Sacro arqueado PM

S1 e S2 estão em extensão, uma em relação à outra, o que modifica a correspondência entre a orientação do platô sacral e a do grande eixo sagital desse sacro. Associamos esta forma a modos de expressão corporal que favorecem certas cadeias que chamamos póstero-medianas PM.

Noção de potencial

O excesso de atividade em certas cadeias não tem as mesmas conseqüências se o modo de expressão psicocomportamental – que induziu nelas essa atividade preferencial – se apóia, ou não, sobre um potencial de base.

O excesso de atividade que se desenvolve nas cadeias correspondentes ao potencial de base é relativamente bem vivido, pois o sistema locomotor do indivíduo parece estar de algum modo "programado" para funcionar com essas cadeias.

Ao contrário, um excesso que se desenvolva em certas cadeias sem potencial genético corre o risco de contrariar o que estava "previsto" e favorece as "escaladas" de tensão entre as cadeias adquiridas e aquelas que estão em relação com o potencial.

Certos sinais permitem-nos ter uma idéia do potencial de base. Por exemplo, a forma do sacro. A observação de centenas de peças ósseas, assim como de radiografias, permitiu-nos identificar três tipos de sacro: neutro, arredondado (*bombé*) e arqueado. *Associamos cada uma dessas diferentes formas a um determinado potencial de base e a certos modos de expressão do corpo que favorecem cadeias específicas.*

O primeiro tipo é chamado **neutro** (Figura 2.1), pois sua forma é intermediária entre os dois extremos. As duas primeiras vértebras sacrais estão em alinhamento uma com a outra.

Associamos esta forma a modos de expressão do corpo que favorecem as cadeias que chamamos póstero-anteriores e ântero-posteriores, definidas mais adiante.

O segundo tipo apresenta uma forma arredondada (*bombée*) – Figura 2.2: onde as duas primeiras vértebras sacrais estão em *flexão,* uma em relação à outra, o que modifica a orientação do platô sacral relativamente ao grande eixo sagital desse sacro.

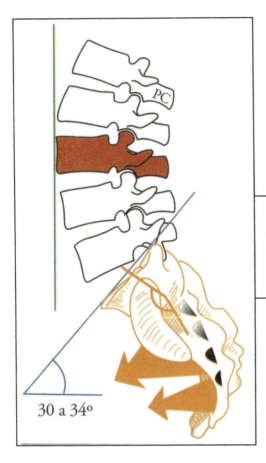

Figura 3.1
Sacro arredondado AM posicionado em AM

Um sacro arredondado tem uma forma prevista para funcionar em uma posição relativamente vertical, o que ocorre quando as cadeias anteriores e medianas AM dominam.

Figura 3.2
Sacro arredondado AM posicionado em PM

Uma dominância adquirida manifesta nas cadeias posteriores e medianas PM favorece a horizontalidade desse sacro geneticamente de tipo AM. A base sacral está muito verticalizada para receber corretamente a coluna vertebral; é grande o risco de antelistese.

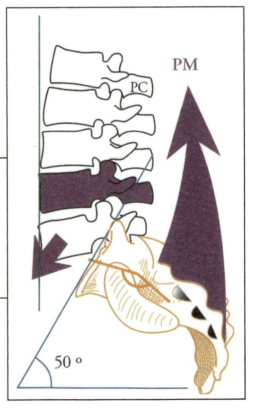

Associamos esta forma a modos de expressão do corpo que favorecem as cadeias que denominamos ântero-medianas AM.

O terceiro tipo de sacro apresenta uma forma **arqueada** (Figura 2.3). As vértebras S1 e S2 estão em *extensão*, uma relativamente à outra, o que modifica a relação entre a orientação do platô sacral e a do grande eixo sagital desse sacro.

Associamos esta forma a modos de expressão do corpo que favorecem as cadeias que chamamos póstero-medianas PM.

A coluna vertebral apóia-se sobre o platô sacral; assim, é evidente que a posição deste tem sua importância no equilíbrio do conjunto.

O professor de Sèze propõe um ângulo ideal de inclinação do platô sacral em relação à horizontal, ao redor de 34°. Esse ângulo garante a posição de recepção ideal para a coluna, mais particularmente a de L5 sobre S1 (Figura 3.1). Entretanto, para cada uma de nossas três "tipologias" sacrais, a orientação do platô relativamente ao grande eixo sagital é diferente. Para satisfazer o critério antes definido, o sacro deveria colocar-se em uma orientação espacial diferente, conforme sua forma seja neutra, arredondada ou arqueada.

Voltemos ao caso de um sacro arredondado. Ele deveria ser mantido em posição relativamente mais vertical entre os ilíacos. É justamente nessa posição que ele costuma estar, em indivíduos cujo modo de expressão corporal favorece uma atividade nas cadeias anteriores e medianas. Esse tipo de sacro está de algum modo previsto para ser mantido em posição AM entre os ilíacos.

Porém, é freqüente encontrar indivíduos que apresentam um tipo de sacro arredondado (AM), mas que funcionam de maneira adquirida, com as cadeias posteriores e medianas. A atividade preferencial dessas últimas leva ao sacro para a posição horizontal. Em geral, isso é prejudicial, pois a instabilidade de L5 sobre S1 provoca dores lombo-sacrais podendo até acarretar uma antelistese (Figura 3.2).

No primeiro caso temos uma *tipologia adquirida em correspondência com o potencial de base*, enquanto o segundo caso ilustra uma *tipologia adquirida sem potencial de base correspondente*. É comum encontrarmos essa situação em que o potencial de base é diferente da tipologia adquirida.

Ação-reação entre cadeias antagonistas

Quando as cadeias estão em equilíbrio, elas dão forma ao corpo, otimizando seu funcionamento. Para isso, elas *dividem entre si o território, numa complementaridade de ações*. Cada uma deixa no corpo marcas que chamamos de *úteis*, no sentido de que elas dão ao corpo uma forma harmoniosa sem entravar sua dinâmica.

De algum modo, cada cadeia possui seu próprio *feudo* (lugar em que age) e, desde que não exceda-lhe os limites, o equilíbrio geral é preservado.

O excesso de atividade em uma cadeia pode fazer com que ela "transborde" para o feudo de outra cadeia e aí assuma o controle. Essa outra cadeia entra em reatividade, tornando-se *antagonista* em vez de *complementar*, manifestando seu desconforto mediante sintomas dolorosos.

A reatividade de uma cadeia corre o risco de ser tanto maior quanto maior for o seu potencial de base. Recordemos que o potencial corresponde a um vazio e que este nos torna ávidos (*le vide rend avide*). Instrumentos de expressão de um potencial de base, as cadeias que não conseguem exprimir-se no corpo, por serem reprimidas por outras cadeias antagonistas, podem sofrer ainda mais que aquelas outras sem tanto potencial, portanto, sem tanta necessidade de exprimir-se.

Convém, pois, distinguir um *excesso de atividade acompanhado de potencial* de um *excesso sem potencial*, sendo este último freqüentemente menos benéfico que o primeiro.

Parte 2

As tipologias postas em evidência por Godelieve Denys-Struyf

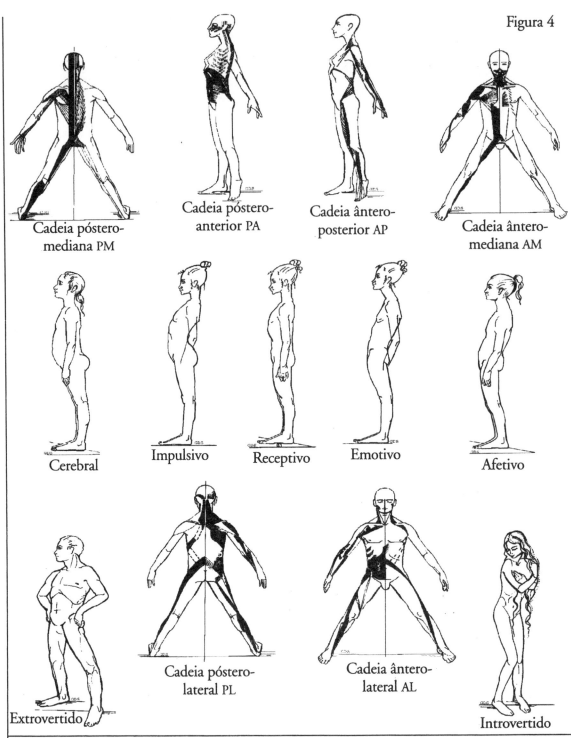

As tipologias de Godelieve Denys-Struyf
e as cadeias musculares correspondentes.
Seis famílias de músculos para que o corpo possa exprimir-se.
Elas podem, porém, vir a tornar-se cadeias de tensão miofasciais
que aprisionam o corpo em uma tipologia

As tipologias de Godelieve Denys-Struyf

Figuras 4 e 5

Foi a partir da observação de milhares de casos que Godelieve Denys-Struyf compilou as diferentes atitudes e os encadeamentos musculoaponevróticos que as subtensionam. Essa leitura do corpo e de suas marcas morfológicas facilita o estudo do terreno de predisposições.

Mme. Struyf descreve *seis famílias de músculos para que o corpo possa exprimir-se. Elas podem, porém, vir a tornar-se cadeias de tensão miofasciais que aprisionam o corpo em uma tipologia.* Cada cadeia, que é dupla – à direita e à esquerda –, deve seu nome à sua localização no tronco. Passaremos a utilizar as abreviações para designá-las.

Vamos descrevê-las rapidamente, pormenorizando mais adiante cada uma delas:

As cinco atitudes vistas anteriormente (Figura 4) refletem diferentes pulsões com respeito à personalidade:

A atitude em propulsão para a frente está associada à necessidade de ser útil, de ação e de desempenho (*performance*). Ela resulta de uma atividade preferencial das *cadeias posteriores e medianas* PM.

As cadeias PM têm um papel primordial na *manutenção da verticalidade*, freando a queda do corpo para a frente. Paradoxalmente, elas propulsionam em excesso o tronco para a frente.

A atitude enrolada e inclinada para trás está associada à afetividade, à necessidade de ser amado. Ela é sustentada pela atividade preferencial das *cadeias anteriores e medianas* AM.

Essas cadeias têm um papel essencial na *ancoragem do corpo à terra*. O bom posicionamento de D8, idealmente localizada no ponto mais saliente da cifose torácica, depende da atividade dessa AM.

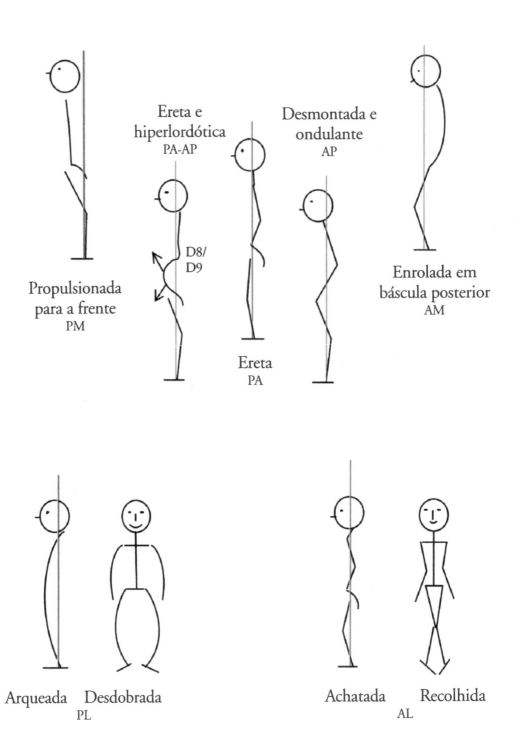

Figura 5

Atitudes esquematizadas
segundo G.D.S.

As três atitudes do centro (Figura 5) são subtensionadas muscularmente por uma mesma motivação: a necessidade de *ser*, de espiritualidade e também de busca do ideal em todos os níveis.

As três atitudes são subtensionadas pelos mesmos dois encadeamentos musculoaponevróticos que, no seu funcionamento fisiológico, devem alternar suas respectivas atividades para manter o ritmo respiratório. As siglas que os identificam decorrem da direção dos músculos que os compõem.

O encadeamento que entra em atividade na fase inspiratória apresenta maior quantidade de músculos localizados atrás da coluna vertebral, daí ser identificado como *cadeia póstero-anterior PA*.

O que intervém na expiração apresenta maior número de músculos localizados na frente, daí sua designação de *cadeia ântero-posterior AP*.

A observação morfológica de casos concretos conduziu-nos a certas constatações:

A atitude em ereção vertical permanente está associada à *reatividade*. Ela corresponde a uma hiperatividade permanente dos encadeamentos musculoaponevróticos PA, cujo "feudo" está na coluna cervical, explicando assim a rigidez cervical nesses indivíduos.

A atitude desmontada e ondulante está associada à *emotividade*. Apenas neste caso, a atitude não corresponde a uma hiperatividade da cadeia que a tensiona, como acontece nos demais. Trata-se aqui, na verdade, de uma carência de atividade das outras estruturas, situação que leva esses indivíduos a suspender-se nos músculos e nas fáscias que constituem o encadeamento AP.

A atitude ereta e hiperlordótica está associada à *impulsividade*. Neste caso, a alternância fisiológica entre PA e AP transformou-se em permanente competição, cada uma delas se instalando em sua trincheira. PA instala-se na região cervicodorsal, que fixa em ereção permanente, enquanto AP instala-se no nível lombar, exagerando a lordose fisiológica.

As duas atitudes mostradas na parte inferior da Figura 4 refletem o modo relacional, isto é, de comunicação com o meio ambiente:

A atitude arqueada e desdobrada está associada a um modo relacional preferencialmente *extrovertido*, caracterizado pela necessidade de entrar em comunicação com o meio ambiente, tratado de forma sintética. As *cadeias póstero-laterais* PL favorecem a abdução e a rotação externa das raízes dos membros e podem chegar a arquear o corpo inteiro a partir das articulações coxofemorais, que são fixadas em extensão pelas cadeias PL.

A atitude de recolhimento está associada a um modo relacional principalmente *introvertido*, caracterizado por certa reserva diante do meio ambiente, tratado de forma muito mais analítica que no caso precedente. As *cadeias ântero-laterais* AL favorecem a adução, a flexão e a rotação interna da raiz dos membros e podem chegar a achatar todo o corpo no próprio eixo.

A ilustração da Figura 6 representa bebês em variadas posições, específicas das diferentes cadeias. Três delas se referem ao eixo vertical que simboliza o eixo da personalidade, enquanto as outras duas se referem ao eixo horizontal, que simboliza o eixo relacional.

Os três bebês que se encontram no eixo vertical estão respectivamente, de baixo para cima, em atitude AM, PM e PA. Representam as três cadeias da personalidade.

Os dois bebês que se encontram no eixo relacional estão em AL (direita) e em PL (esquerda), respectivamente. Representam as duas cadeias relacionais.

Figura 6

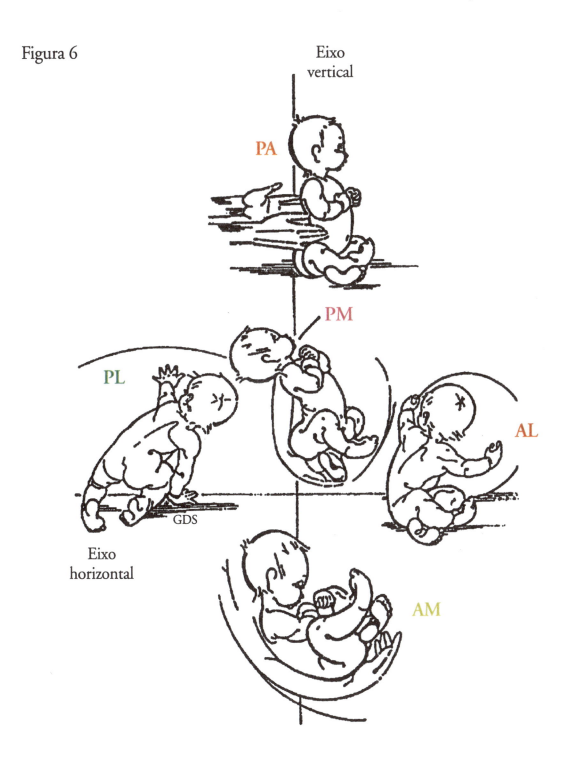

Sobre o eixo vertical encontramos as três estruturas da personalidade: AM, PM e PA. Este eixo vertical está materializado no corpo pela coluna vertebral e pelas três massas: por AM (bacia), PM (tórax) e PA (crânio).
Sobre o eixo horizontal encontramos AL à direita e PL à esquerda. Este eixo horizontal está materializado no corpo pelas cinturas (pélvica e escapular) e pelos membros.

Noção de feudo e de residência

Os feudos

Figura 7

A noção de cadeia muscular não deve ser confundida com os esquemas motores utilizados nos gestos, como aqueles colocados em evidência nos métodos de Kabat e de Bobath, ainda que estes apresentem algumas semelhanças.

> *As cadeias de tensão miofascial G.D.S.*
> *referem-se sobretudo à estática e,*
> *quando se instalam,*
> *aprisionam o corpo em uma tipologia.*

Elas marcam o corpo com certas particularidades ou desalinhamentos, que G.D.S chama de "trejeitos ou caretas", e podem entravar o gestual do indivíduo, como se fossem verdadeiras cadeias.

Independentemente de se aliarem a outros músculos para formar uma cadeia de tensão miofascial, certos músculos têm um papel importante na estática ou na dinâmica e, com freqüência, nas duas. Algumas de suas ações são indispensáveis ao bom funcionamento do aparelho locomotor.

Podemos então dizer que, *entre os músculos de cada cadeia, alguns deles são indispensáveis à boa fisiologia do aparelho locomotor.* Nós os consideramos *representantes úteis* da cadeia.

Godelieve Denys-Struyf denomina o lugar do corpo onde deve acontecer essa ação útil de *feudo da cadeia.* Cada cadeia tem o seu feudo em um local específico (Figura 7). Essa noção de representantes úteis, que trabalham no feudo da cadeia, corresponde ao *ponto de vista mecânico e fisiológico.*

Quando o excesso leva uma cadeia a trabalhar fora de seu feudo, invadindo o território de outra, sua ação, que é considerada útil enquanto se limita ao próprio feudo, torna-se prejudicial ao perturbar o funcionamento dessa outra cadeia em seu território.

O trabalho de um terapeuta do método G.D.S. visa liberar o indivíduo do fardo de suas cadeias para uma adaptabilidade maior em todos os planos, e cuidar para que os representantes de cada cadeia executem corretamente sua missão.

O feudo de AM está no tórax

Os grandes retos do abdome, representantes de AM, têm por missão controlar a verticalidade do osso esterno, mantendo D8 como ponto máximo da cifose dorsal. Essa ação é mais marcada à direita.

Ela deve controlar PM que, se deixássemos livre para agir, tenderia a horizontalizar o esterno e eliminar a cifose dorsal fisiológica.

AM também deve poder instalar-se nos joelhos, desaferrolhando-os, para garantir a boa âncora do corpo no chão, proposta essa que encontramos em numerosas outras técnicas corporais.

O feudo de PM está no membro inferior, do calcanhar até o sacro

PM é a cadeia do homem na posição em pé e permite o endireitamento em posição vertical graças às ações do músculo solear, (que mantém a tíbia em posição vertical), dos isquiotibiais (que mantêm os ilíacos em posição vertical), e das fibras mais profundas do grande glúteo (que solidarizam o sacro aos fêmures e freiam a flexão anterior da bacia). Essa cadeia é, com freqüência, mais ativa à esquerda.

Em geral, PM assume o domínio sobre AM, nos joelhos e até mesmo na coluna vertebral.

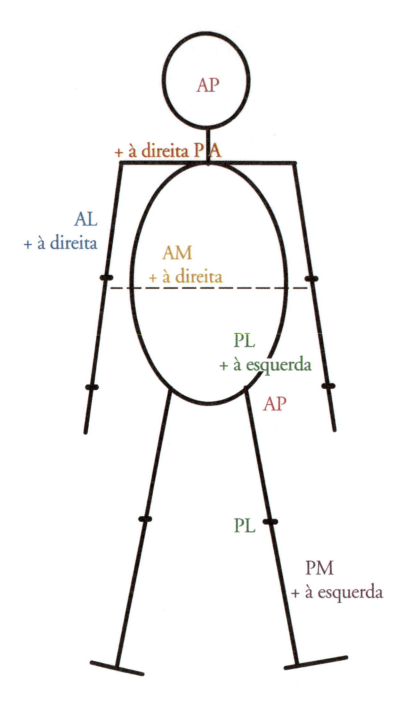

Os feudos
segundo Godelieve Denys-Struyf

O feudo de PA está no pescoço

PA, cadeia antigravitacional, tem como representante exclusivo o *longo do pescoço* que é "defesa convexitária" contra a lordose cervical e mantém a vigilância no sentido da extensão axial. Sua ação é normalmente mais acentuada à direita.

PA, que erige a coluna, depende do controle mútuo de AM e PM, que em conjunto aumentam a âncora no chão; porém, PA deve poder agir livremente no nível do pescoço.

O feudo de AP está no nível do quadríceps

Nessa região, AP associa-se a PL e é mais marcada à esquerda. *Os quadríceps* são os músculos que desencadeiam a ação de PA, pois, empurrando o chão, estimulam a ereção vertebral. Entretanto, para isso é preciso que os joelhos estejam desaferrolhados; do contrário, a impulsão axial corre o risco de se transformar em propulsão anterior.

O feudo de AL está no membro superior

Seu representante, *o grande dorsal*, prende a cintura escapular à bacia. Essa ação é primordial para a boa fisiologia dos ombros e, com freqüência, é mais acentuada à direita.

AL controla PL que, com os trapézios superiores, tende a elevar exageradamente os ombros.

O feudo de PL está nos membros inferiores

Seu principal representante é o músculo *quadrado femoral*, músculo muito importante na região da bacia. Ele mantém a extremidade superior dos fêmures em rotação externa e o bom afastamento entre os ísquios.

Ao controlar o afastamento entre os ísquios, o músculo quadrado femoral contrapõe sua ação à do períneo (de AM), que tende a aproximá-los.

A cadeia PL é mais ativa à esquerda.

As residências

Figura 8

A noção de feudo é mecânica, pois permite uma otimização da funcionalidade do aparelho locomotor. A noção de residência pode ser entendida tanto do ponto de vista mecânico como psicocomportamental. G.D.S. recorre à imagem da "ressonância", colocando certas partes do corpo em "ressonância" com algumas cadeias particulares.

A residência de AM **está na bacia:** AM, sinônimo de base, de raízes, que é ilustrada pela gravidez da mulher, instala naturalmente sua residência na bacia, onde, aliás, está anatomicamente muito presente, com o períneo.

A residência de PM **está no tórax:** PM, relacionada com a ação e o poder, instala sua residência no tórax. Mecanicamente, PM posiciona o tórax impulsionado para a frente. G.D.S. nos faz lembrar que é justamente sobre o peito que se exibem as condecorações do guerreiro, como imagem bastante ilustrativa.

PA **instala sua residência no crânio**, logo acima de seu feudo.

AP **não dispõe de residência fixa**, deve visitar a residência das outras cadeias para dar-lhes adaptabilidade e ritmo.

A residência de AL **está nos membros inferiores** onde representa um importante papel na ancoragem dos pés no chão, por assim dizer, como se fosse uma ventosa, pela ação dos músculos lumbricais que fletem a primeira falange dos artelhos e fazem a extensão das duas seguintes. Essa ação é diferente daquela outra de PM, que agarra o chão com os flexores dos artelhos.

PL **instala sua residência nos membros superiores:** PL "possui asas, que ela desdobra para melhor se comunicar". Suas asas são os membros superiores. É por meio dessa imagem que G.D.S. descreve a ressonância que existe entre a cadeia PL e os membros superiores, instrumentos essenciais de comunicação com o ambiente exterior.

As residências
segundo Godelieve Denys-Struyf

Figura 8

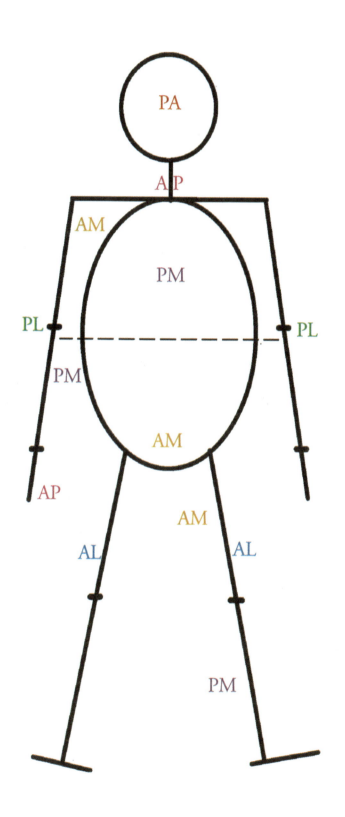

Feudo: o tórax,
mais marcado à direita.

Residência:
a bacia.

Pivô primário:
os joelhos.

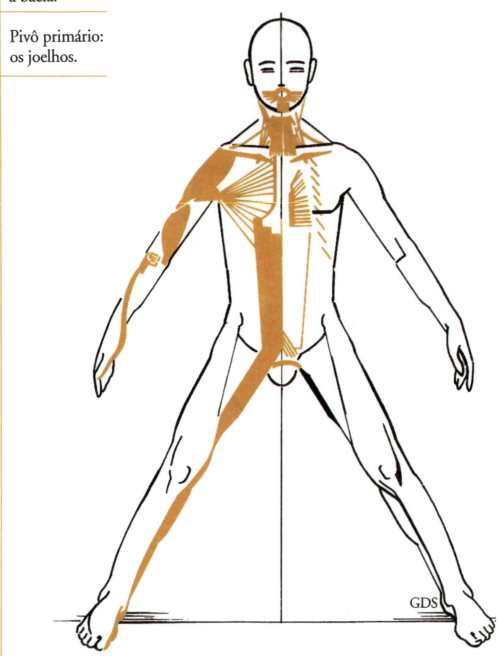

Figura 9

Cadeias ântero-medianas
AM

Figura 10

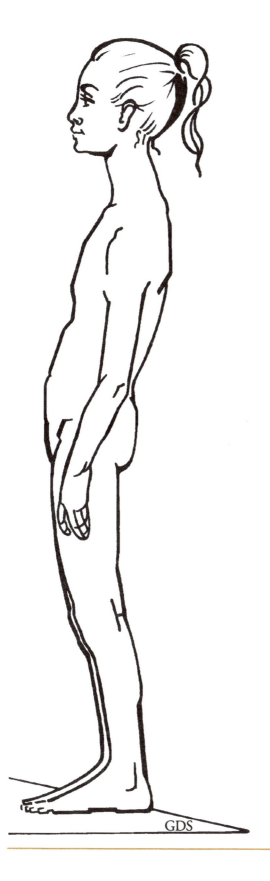

Morfologia
AM

Visto no plano sagital, o indivíduo aparece enrolado e inclinado para trás, numa atitude centrada sobre si mesmo, que refletiria sua necessidade de afeto.
Os joelhos estão em flexão, o sacro está vertical, as costas estão em cifose e a cabeça inclinada para a frente.

Necessidade de afeto

Feudo: o membro inferior, mais marcado à esquerda.

Residência: o tórax.

Pivô primário: os tornozelos.

Figura 11

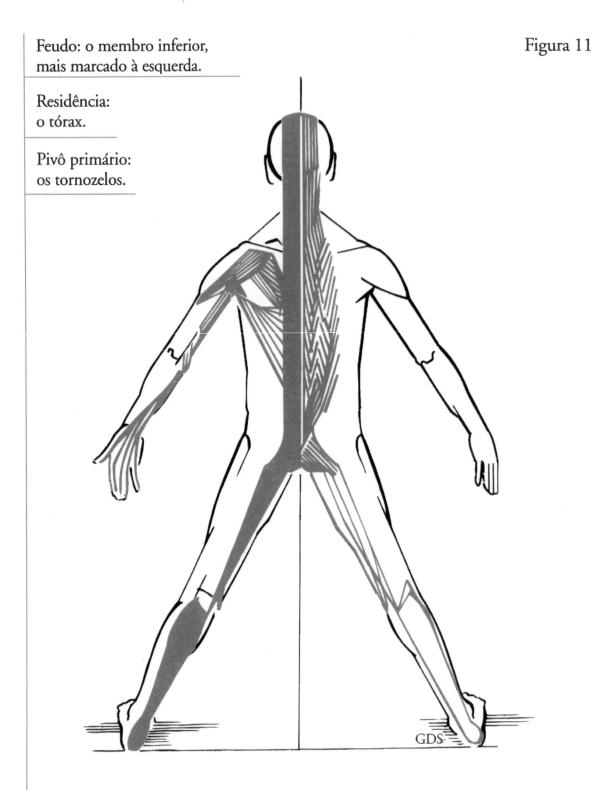

Cadeias póstero-medianas
PM

Aspectos biomecânicos 47

Figura 12

Morfologia
PM

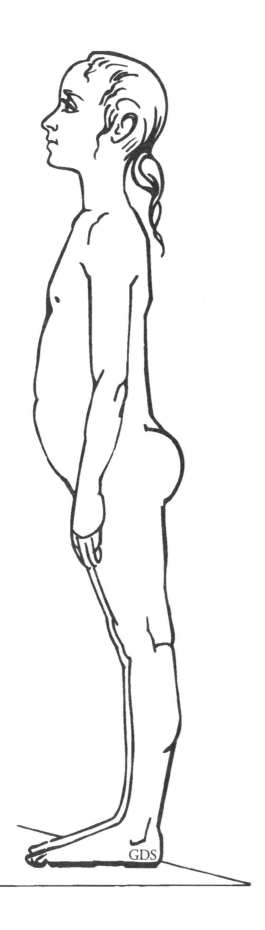

O indivíduo é propulsionado para a frente numa atitude voluntária, que refletiria a necessidade de ação.
Os joelhos estão em *recurvatum*, o sacro está horizontalizado, as costas são planas e a cabeça está inclinada para trás.

Necessidade de ação
e de desempenho

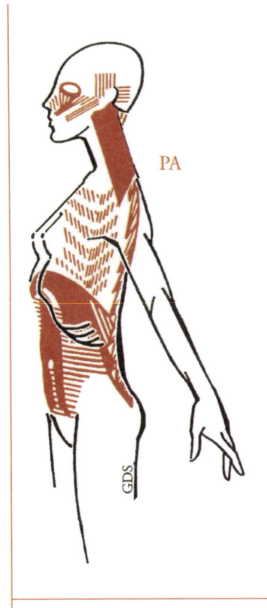 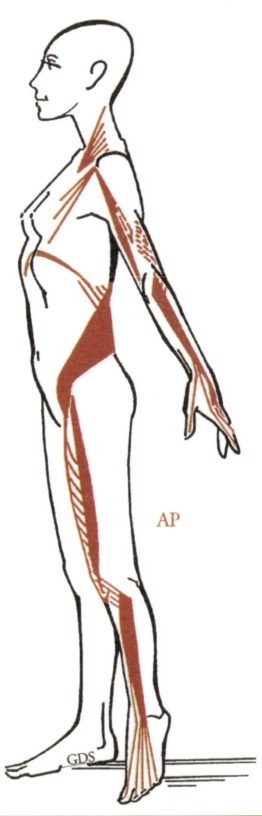

Figura 13

Os encadeamentos musculoaponevróticos póstero-anterior e ântero-posterior.

Os encadeamentos musculoaponevróticos póstero-anterior PA e ântero-posterior AP podem formar apenas um

Os encadeamentos musculoaponevróticos póstero-anterior PA e ântero-posterior AP são de compreensão mais complexa. São dois encadeamentos distintos e complementares que, na fisiologia, formam uma dupla com ações recíprocas sobre o conjunto do tronco. Mas, no funcionamento excessivo, podem separar-se para ocupar territórios próprios. PA instala-se, então, na metade superior do tronco, enquanto AP se instala na metade inferior. Os dois encadeamentos são constituídos de músculos que possuem uma direção mais ou menos sagital e vertical.

Um deles é responsável pela ereção do tronco e é mais estênico, aproximando-se nos seus resultados da PM. É formado por músculos situados posteriormente, nas goteiras vertebrais. Godelieve Denys-Struyf chama-o de póstero-anterior PA.

O outro é mais astênico e pode, com mais facilidade, ser assimilado a AM. Chama-se ântero-posterior AP porque os músculos que o formam são mais numerosos na frente do eixo raquidiano.

Os dois encadeamentos musculoaponevróticos PA e AP subtensionam três atitudes

Figura 14

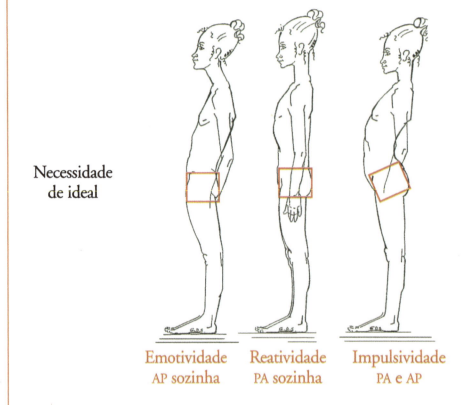

A atitude chamada AP

Na figura ereta à esquerda, o indivíduo parece "desmontado", em uma atitude astênica. Godelieve Denys-Struyf relaciona-a com uma tendência frágil e emotiva.

Essa atitude apresenta um caráter particular, na medida em que não corresponde a um excesso de tensão dos músculos correspondentes, mas, ao contrário, a uma carência de atividade nas cadeias musculares em geral, que obriga o indivíduo a suspender-se *de maneira passiva* a certas fáscias que fazem parte desse encadeamento AP. Esse fato pode acarretar, com freqüência, problemas de distensão dessas fáscias.

A atitude chamada PA

A figura do centro está numa atitude chamada PA. A coluna vertebral, no seu conjunto, está ereta e o tórax mantido em posição inspiratória. Essa atitude refletiria uma tendência à reatividade.

Essa atitude acompanha a tensão subjacente que decorre de uma atividade permanente dos músculos do encadeamento musculoaponevrótico póstero-anterior que, idealmente, entra em ação a cada inspiração, mas cede o lugar a seu complemento, o encadeamento AP, na expiração. Comparada à atitude precedente, que resulta de uma carência de atividade muscular, estamos aqui diante de um excesso de tensão.

A atitude chamada PA-AP

A terceira das atitudes, apresentada à direita, é a chamada atitude de competição entre PA e AP. Ela apresenta semelhanças com a atitude precedente, a coluna cervicodorsal é ereta como a anterior, mas a coluna dorsolombar é hiperlordosada.

Godelieve Denys-Struyf associa essa atitude a um caráter impulsivo.

Neste caso, os dois encadeamentos, póstero-anterior e ântero-posterior, estão em atividade constante, até mesmo contraídos em permanência, e constituem um único encadeamento.

Feudo: o pescoço, mais marcado à direita.

Residência: o crânio.

Pivô primário: o pescoço.

Figura 15

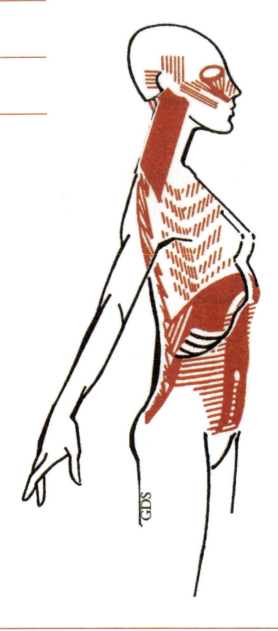

A cadeia
póstero-anterior
PA

Figura 16

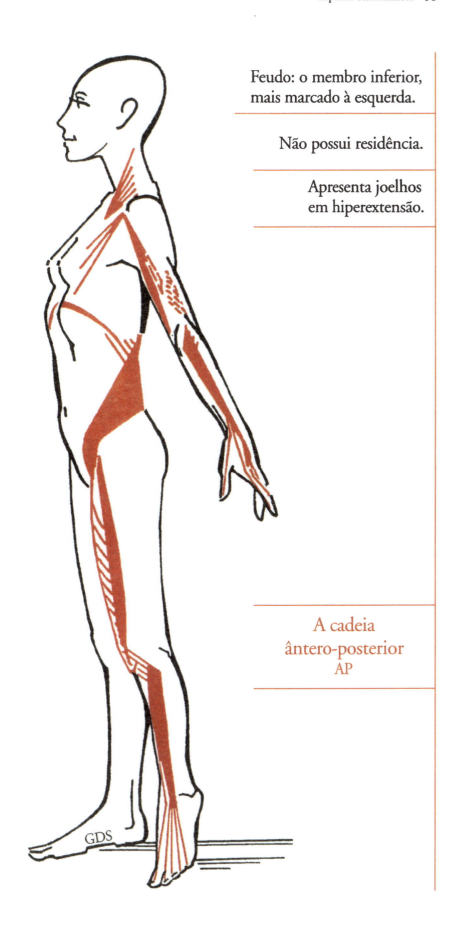

Feudo: o membro inferior, mais marcado à esquerda.

Não possui residência.

Apresenta joelhos em hiperextensão.

A cadeia ântero-posterior
AP

PA ativa-se na inspiração para erigir a coluna vertebral e dar ponto fixo, em cima, aos músculos envolvidos nos mecanismos da inspiração.
Na expiração, ela deve poder relaxar para permitir a alternância com AP.

Figura 17

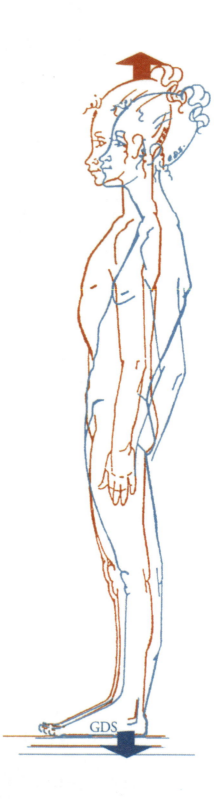

AP é alongada para cima no momento da inspiração por seu "gêmeo" PA, que lhe dá ponto fixo em cima.
Ela vai tentar retomar seu comprimento anterior na expiração, a partir de um ponto fixo inferior.

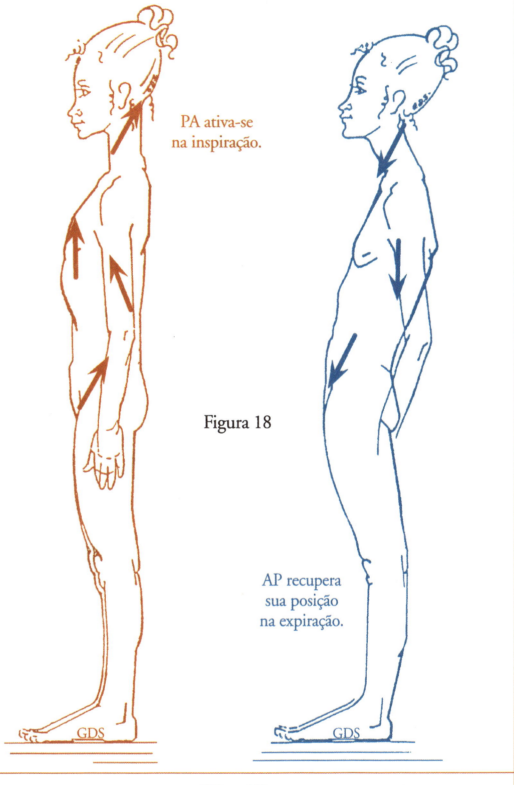

Figura 18

PA e AP
dupla de tensão recíproca

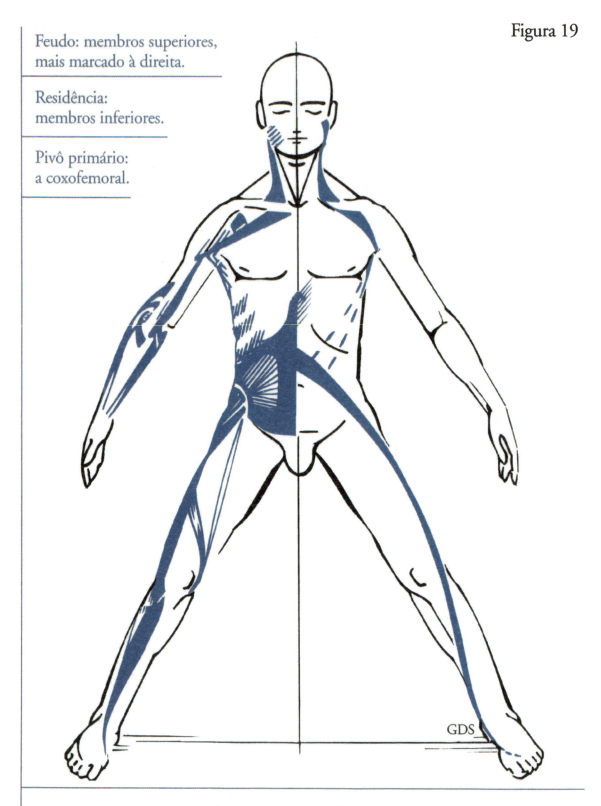

Feudo: membros superiores, mais marcado à direita.

Residência: membros inferiores.

Pivô primário: a coxofemoral.

O encadeamento musculoaponevrótico ântero-lateral AL

Figura 19

Aspectos biomecânicos 57

Figura 20

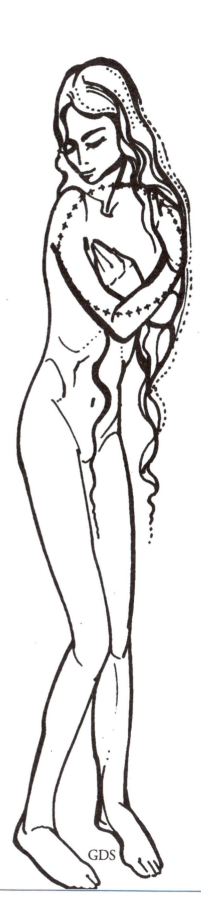

Morfologia
AL

O indivíduo mostra-se fletido ("recolhido", "dobrado") nos planos frontal e horizontal.
Essa atitude "de dobra" vai favorecer um modo relacional reservado, que pode vir a tornar-se introversão.
Os quadris estão em flexão e rotação interna, provocando, em conseqüência, os joelhos em valgo.
Os membros superiores estão "dobrados" (em flexão geral), e os ombros enrolados.
O pescoço está achatado entre os ombros.

Reserva,
tendência a fechar-se em si.

Figura 21

Morfologia
AL-AM

As tipologias combinadas não são raras. Eis alguns exemplos bastante correntes de combinações entre estruturas dos eixos vertical e horizontal.

O exemplo desta página ilustra uma combinação entre AL e AM. A tendência de AM, de centrar-se no seu ego, é reforçada por AL, que se "dobra" e se "fecha" ao redor do próprio eixo, nos planos frontal e horizontal.

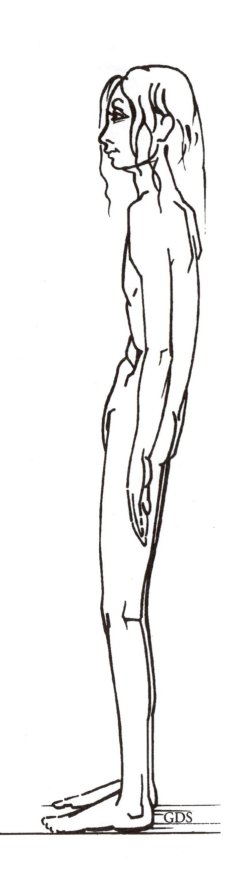

Aspectos biomecânicos 59

Figura 22

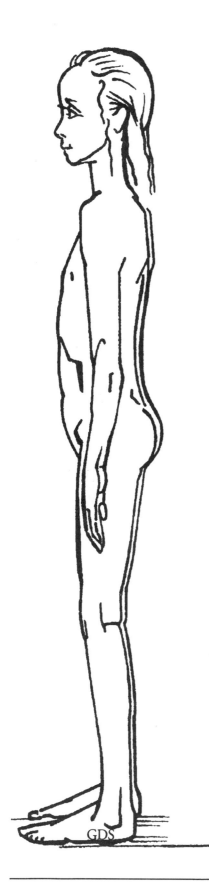

Morfologia
AL-PM

Neste exemplo, AL está associada a PM. PM volta-se para o exterior, freqüentemente propulsionada para a frente, para o futuro.
AL, que dobra e enrola o próprio corpo, "fechando-o", equilibra a tendência natural de PM.

60 Philippe Campignion

Feudo: a coxofemoral, mais marcada à esquerda.

Residência: o membro superior.

Pivô primário: a coxofemoral.

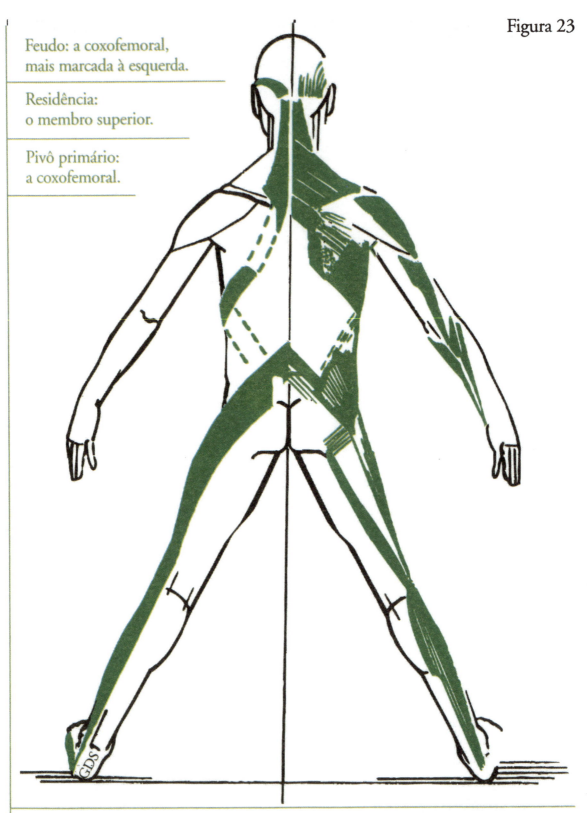

Figura 23

O encadeamento musculoaponevrótico póstero-lateral PL

Figura 24

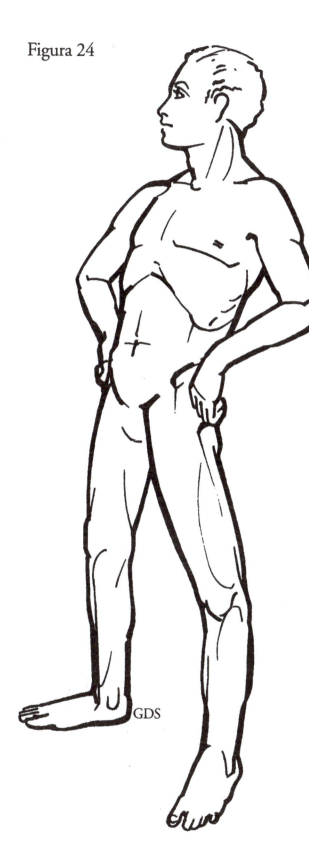

Morfologia
PL

O indivíduo mostra-se "desdobrado", aberto, nos planos frontal e horizontal. Esta atitude de abertura favorece a comunicação de tipo extrovertido.
Os joelhos estão em varo, os quadris em abdução, extensão e rotação externa.
Os ombros são largos e o corpo forma um arco no plano sagital, cujo ponto mais extremo está nas coxofemorais.

Extroversão,
tendência à dispersão.

Figura 25

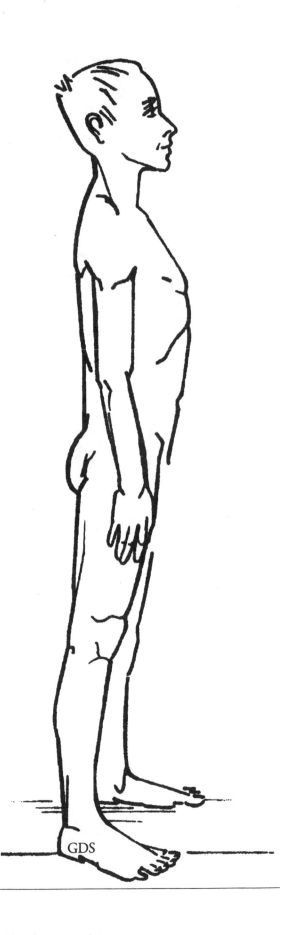

Morfologia
PL-PM

As tipologias que associam PM e PL estão definitivamente voltadas para o exterior e para a ação, o que pode conduzir até mesmo à agitação permanente.

PM propulsiona o tronco que PL arqueia no plano sagital. PL desdobra-se e abre-se nos outros planos.

Figura 26

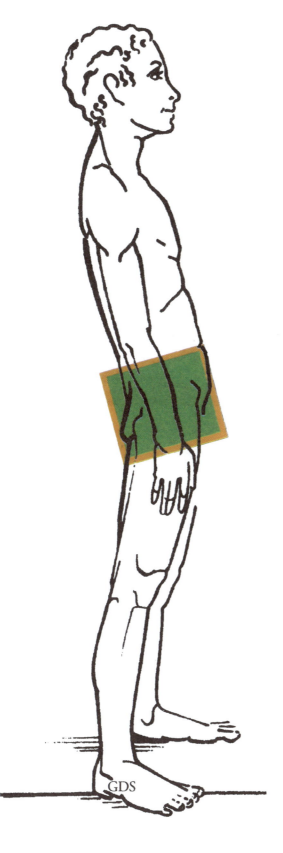

Morfologia
PL-AM

Nesta combinação, AM e PL aliam a necessidade de afeto e de se comunicar.

PL abre as cinturas e os membros nos planos frontal e horizontal.

AM enrola o corpo no plano sagital. Essas duas estruturas se harmonizam mutuamente.

Figura 27

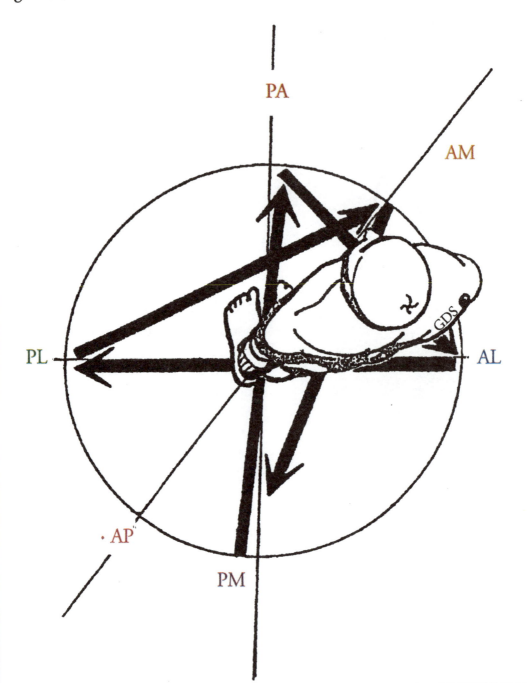

O esquema assimétrico fisiológico

A assimetria é fisiológica

Figura 27

O corpo não é simétrico, ainda que seja apenas no que se refere às vísceras. Temos somente um fígado que está localizado mais à direita, apenas um estômago, situado mais à esquerda etc.

O mesmo acontece com as cadeias, cuja atividade não é simétrica:

- AL domina à direita na região do membro superior e do ombro;

- AM domina também à direita, na região do esterno e das costelas;

- PA é mais ativa à direita, na zona do pescoço;

- PL instala-se preferencialmente à esquerda na região da bacia e da coxofemoral;

- PM domina à esquerda na zona do membro inferior e, quase sempre, chega até o sacro;

- AP está presente com maior freqüência à esquerda na região do músculo quadrado lombar.

Ficamos tentados a associar essa assimetria de funcionamento à lateralidade. Porém somos forçados a constatar, na prática, que *os canhotos não apresentam um esquema inverso*. Apenas a AL parece mudar de lugar, no caso dos canhotos, para fazer da mão esquerda a "mão instrumento".

Essa assimetria, que qualificamos de fisiológica, parece estar principalmente *ligada à disposição das vísceras*. Numerosos autores, aliás, interessaram-se pela relação entre o "relativo fechamento" do corpo à direita e a fisiologia visceral. A pequena porcentagem de pessoas que apresentam disposição visceral inversa (*situs inversus*) deveria, pois, apresentar uma inversão total. Até o momento não tive oportunidade de verificar se isso acontece na realidade.

Figura 28

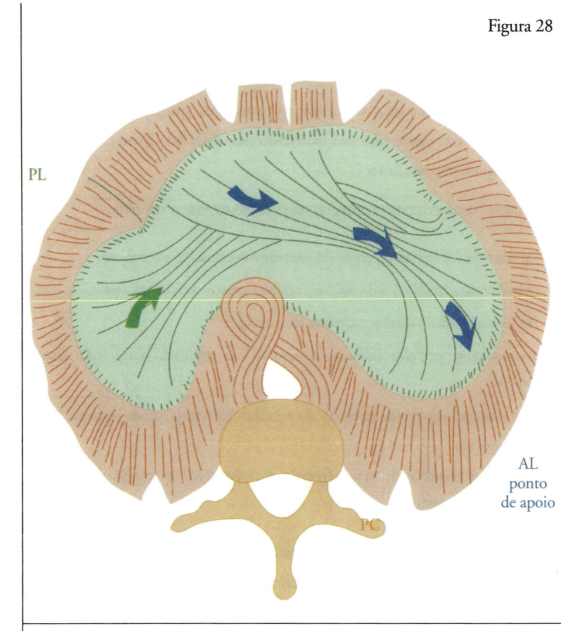

PL

AL
ponto
de apoio

O diafragma é assimétrico
na sua forma e em suas contrações

O diafragma é assimétrico
em sua forma e em suas contrações

Figura 28

O diafragma reflete bem essa noção de assimetria fisiológica. Não poderia ser simétrico, já que sua cúpula é mais alta à direita que à esquerda por causa da presença do fígado, mais volumoso daquele lado.

As fáscias arciformes, que reforçam seu centro frênico, também não são simétricas e obrigam-no a contrair-se de maneira assimétrica.

A isso é preciso acrescentar a presença de uma tensão mais importante na cadeia AL à direita, o que, como resultado, fecha o tórax deste lado e acintura mais o flanco. Esse quadro é bastante generalizado. Quanto à PL, domina à esquerda e favorece uma abertura maior do ângulo de Charpy desse lado.

Quando se contrai, ao diafragma é imposto, por assim dizer, um "ponto fixo" à direita por ação de AL, que mantém as costelas direitas mais baixas. Ele tem sua tarefa de elevação das costelas facilitada por PL, à esquerda (Figura 28).

Teremos oportunidade de voltar a falar dessa assimetria à qual se atribui, talvez com excessiva facilidade, a responsabilidade por certas algias.

Paralelo com a filosofia da medicina tradicional chinesa

Figura 29

As correspondências entre a medicina tradicional chinesa e o método G.D.S. são numerosas, a começar pela correspondência entre os *cinco elementos* (terra, água, fogo, metal e madeira) e as seis energias que a eles se associam, com as seis cadeias musculoaponevróticas do método G.D.S. (AM, PM, PA, AP, AL e PL).

A medicina tradicional chinesa põe em analogia esses cinco elementos com *seis energias* ligadas ao funcionamento de *órgãos* específicos, assim como com os diferentes *tecidos*: conjuntivo, aponevrótico, ósseo, muscular e nervoso.

Ela também descreve *emoções* e *sabores* próprios a cada uma dessas residências energéticas, sobre as quais as *estações do ano têm influência*.

Idealmente, *a energia deve circular* de uma residência a outra conforme os ciclos diários e também as estações.

O mesmo vale para a tensão muscular nas cadeias, que deve circular de uma cadeia a outra, sendo *o equilíbrio apenas possível na alternância*.

Essas energias controlam-se no sentido das flechas da estrela, imagem que resume o *ciclo de controle* ou *ciclo KO*. A noção de feudos desenvolvida no método G.D.S. e sua definição do controle recíproco entre as cadeias, coincide perfeitamente com este ciclo. As cadeias controlam-se umas às outras: AL controla PL, PL controla AM, AM controla PM, PM controla PA e, enfim, PA controla AL.

Para controlar cada uma instala seu feudo na residência de outra. O aspecto mecânico desse controle e sua incidência sobre o equilíbrio morfoestático serão explicados em cada um dos fascículos descritivos de cada cadeia.

Aspectos biomecânicos 69

Figura 29

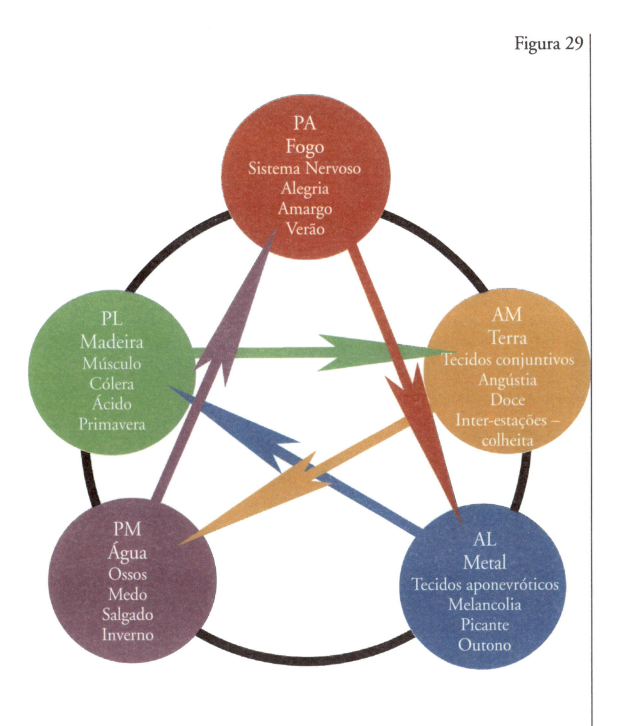

O ciclo KO
Ciclo de controle

Parte 3

O equilíbrio do homem em pé

As cadeias articulares.

As massas e as intermassas.

As linhas da coluna vertebral.

Os pivôs e as alavancas.

Os arcos e os segmentos.

Estruturação da coluna no bebê.

Definição de equilíbrio

O equilíbrio na posição em pé está sob a dependência de diferentes sistemas que enumerarei sem entrar em pormenores, já que o leitor poderá encontrar descrições precisas em numerosas obras de anatomia e fisiologia.

No sistema nervoso central (encéfalo), existem centros de equilíbrio que recebem informações de diversos receptores, como o *sistema labiríntico*, que registra as diferenças de pressão dentro do ouvido interno, o sistema *oculocefalógiro*, cuja função é manter os dois olhos na mesma horizontal e em coordenação com os movimentos da cabeça.

Há igualmente *receptores podais* sensíveis à pressão experimentada pelas diferentes partes dos pés e que provocam uma reação postural global.

Receptores situados nas cápsulas articulares e ligamentos periarticulares informam os centros de equilíbrio sobre a posição das diferentes articulações do corpo, permitindo igualmente um reajustamento permanente da postura.

Enfim, também existem *no músculo receptores sensíveis que informam a medula sobre o alongamento sofrido pelo músculo*, fazendo-o ajustar sua contração às mudanças de situação.

A cada instante, a ação da gravidade é enfrentada por *finos reajustes, cujos instrumentos são os músculos;* é importante observar que o *equilíbrio não é tão estático quanto parece, já que resulta de contínuas recuperações de pequenos desequilíbrios.*

As oscilações posturais são testemunha desse fato e não deixam de relembrar ao cadeísta a boa saúde das cadeias AP, muito implicadas nesse reequilíbrio, como veremos ao estudá-las.

Não é especificamente essa noção de regulação do equilíbrio que vai nos interessar, mas sobretudo a influência das pulsões psicocomportamentais na postura. Vimos que essas pulsões desequilibram o corpo em diferentes direções, que são próprias a cada uma delas. *A regulação do equilíbrio deve então se compor com o desequilíbrio induzido pela pulsão psicocomportamental, além de compor-se com os efeitos da gravidade.*

Os músculos são os instrumentos desse reequilíbrio postural; por meio de modificações de seu tônus eles se opõem aos desequilíbrios, quer sejam eles resultado dos efeitos da ação da gravidade/peso quer das pulsões psicocomportamentais. Chega-se assim a um complexo jogo de *ações e reações entre músculos ou mesmo entre cadeias musculares antagonistas.*

Tomemos o exemplo de um indivíduo típico, em uma atitude subtensionada pelas cadeias póstero-medianas. As cadeias ântero-medianas, contrariadas pela propulsão do tronco para a frente, vão reagir ao alongamento que essa postura lhes impõe. A divisão do território torna-se então difícil, e temos constatado que, *quando uma cadeia é contrariada em sua expressão no nível do corpo, particularmente em sua residência e em seu feudo, com freqüência ela marca sua reatividade nas extremidades.* No exemplo escolhido, PM impede AM de instalar-se em sua residência na bacia e em seu feudo no tórax. AM, de algum modo, vai migrar para as extremidades e poderá deixar sua marca na região do grande artelho, que ela tenta reancorar ao chão. Instala-se então um hálux-valgo, que qualificaremos de marca de recuperação de território (*rattrapage*) de AM. Ela também pode ocupar a mandíbula, que manterá recuada.

São muitos os exemplos, que não deixaremos de observar no momento adequado, pois poderíamos cair na armadilha de incluir tais marcas (*rattrapage*) no conjunto das marcas próprias àquelas cadeias que dominam globalmente, quando na verdade são apenas *sinais da reatividade do antagonista.*

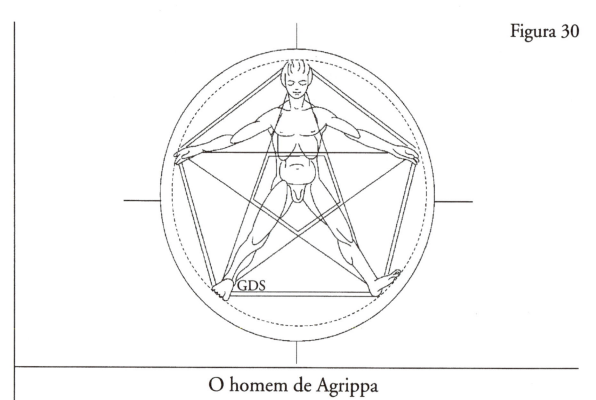

O homem de Agrippa

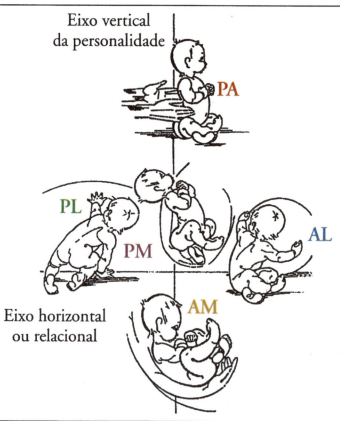

Os bebês no eixo vertical e no eixo horizontal

As cadeias articulares

Figuras 30 e 31

A imagem de Agrippa, retomada por Leonardo da Vinci e outros, é uma representação simbólica do homem em relação com seu meio. Os membros estão afastados da linha mediana para mostrar essa relação com o meio. Nesta imagem, reencontramos o eixo vertical da personalidade e o eixo horizontal da atividade relacional.

Os pés não estão na mesma posição: o pé direito está para dentro e o esquerdo para fora. Talvez para nos recordar de que não somos simétricos ou que os membros inferiores são o nosso meio de locomoção e não a nossa base, que com mais propriedade deveria estar na bacia.

Essa bacia, contida num pequeno e invertido pentagrama, é, assim, o centro de nossa arquitetura. Isso vai suscitar outras questões que serão abordadas no momento adequado.

Vemos também que o homem está localizado dentro de um *círculo* e inscreve-se dentro de uma *estrela*, símbolo que utilizaremos com freqüência e, por fim, está dentro de um *pentagrama*.

Reencontramos aqui a cifra cinco como as cinco cadeias musculares ou ainda como as cinco cadeias articulares que vamos descrever, lembrando-nos que a obra de Godelieve Denys-Struyf é denominada *As cadeias musculares e articulares*. Nesse livro ela define a organização do corpo humano em cadeias articulares unidas por cadeias musculares. *Uma cadeia articular é constituída por um conjunto de articulações que são dependentes umas das outras em seus deslocamentos*. Para S. Piret e M. M. Béziers, uma cadeia articular revestida por suas cadeias musculares forma uma *unidade motora* do corpo.

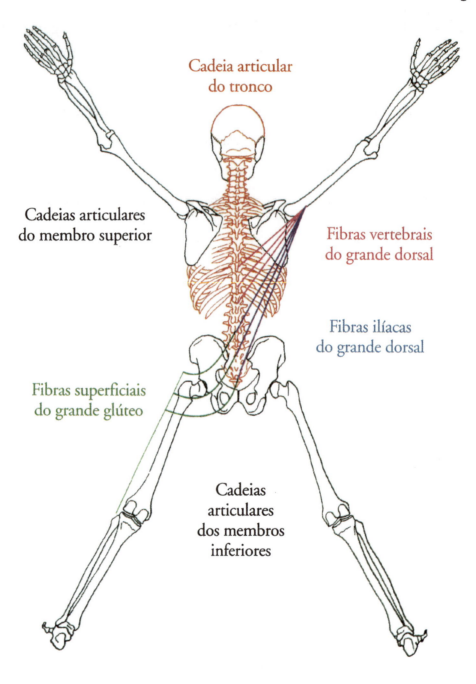

Figura 32

As cadeias articulares

No esqueleto humano existem cinco cadeias articulares (Figura 32):

A cadeia articular do tronco é constituída pelo sacro, pelo empilhamento vertebral e pelos ossos do crânio, excetuando os temporais e a mandíbula.

As duas cadeias articulares dos membros inferiores englobam, de cada lado, o osso ilíaco, o fêmur, a tíbia, a fíbula e todos os ossos do pé.

As duas cadeias articulares dos membros superiores compreendem, de cada lado, a omoplata e a clavícula, o úmero, o rádio e a ulna, assim como todos os ossos da mão.

A cadeia articular do tronco constitui o eixo vertical, sobre o qual as cadeias que correspondem às pulsões comportamentais, relacionadas com a personalidade, têm uma ação preponderante. Elas se exprimem sobremaneira no plano sagital, dando origem, segundo a pulsão, a um desequilíbrio anterior ou posterior ou, ainda, a um achatamento para baixo ou a uma ereção vertical.

As cadeias articulares dos quatro membros constituem o eixo horizontal. Elas estão ligadas entre si pelas fibras ilíacas do grande dorsal e à cadeia articular do tronco pelas fibras vertebrais desse mesmo músculo. As cadeias instrumentais da manifestação das pulsões psicocomportamentais que estão associadas ao relacional, às trocas com o meio (AL e PL), têm uma ação preponderante sobre o eixo horizontal onde a torção domina.

Os ossos temporais e a mandíbula estão ligados ao eixo horizontal, pois estão mecanicamente sob o domínio das cadeias musculares relacionais AL e PL. Estas formam um anel (*boucle*) sobre o temporal e voltam a juntar-se diante da articulação temporomandibular.

A noção de cadeia articular será útil na definição do tratamento, possibilitando definir a unidade motora que será o ponto de partida do tratamento, em função do terreno. Ela permite também compreender melhor as relações entre as diferentes regiões do corpo.

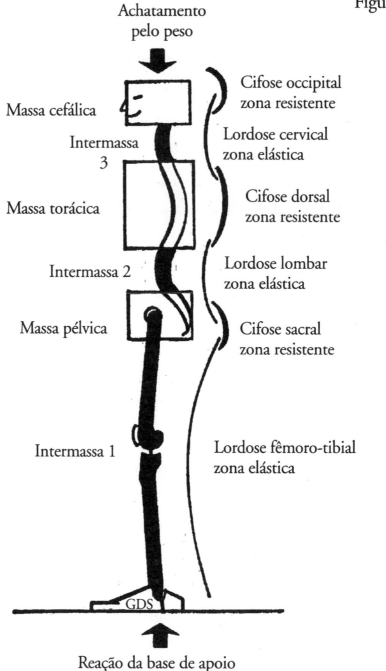

As massas e as intermassas
segundo Godelieve Denys Struyf.
O arquétipo está em nossas massas,
a adaptabilidade em nossas intermassas.
As massas devem permanecer estruturadas,
as intermassas devem permanecer elásticas.

As massas e as intermassas   Figura 33

Para estudar seu equilíbrio em pé, o corpo, e mais especificamente o tronco, é com freqüência esquematizado em massas e intermassas.

As três massas: – pélvica;
              – torácica;
              – cefálica.

Elas alternam-se com três intermassas:

            – o membro inferior com a articulação do joelho;
            – a coluna lombar;
            – a coluna cervical.

As massas têm uma forma que reflete nosso arquétipo, enquanto as intermassas possibilitam a adaptabilidade. Se não posso alterar a forma de minha cabeça, nada me impede de modificar sua posição no espaço, inclinando-a para trás ou para a frente. São as intermassas que permitem essa mudança de posicionamento. Elas ainda exercem o papel de amortecedor devendo, por isso, permanecer flexíveis.

Tomemos o exemplo da bacia: ela é formada pelo sacro, que pode estar mais ou menos encaixado entre os ilíacos. As articulações sacroilíacas são pouco móveis e têm sobretudo a função de junta de elasticidade da bacia. Veremos que, na patologia, o sacro se desencaixa com freqüência, desestabilizando assim a massa da bacia (pélvica), que se "desestrutura" (para empregar uma expressão cara a Godelieve Denys-Struyf). Certos músculos, como os quadrados lombares, contraem-se vindo em socorro da articulação sacroilíaca e, ao fazê-lo, enrijecem a coluna lombar.

O esquema fisiológico é então invertido, pois a massa se tornou móvel enquanto a intermassa se enrijeceu.

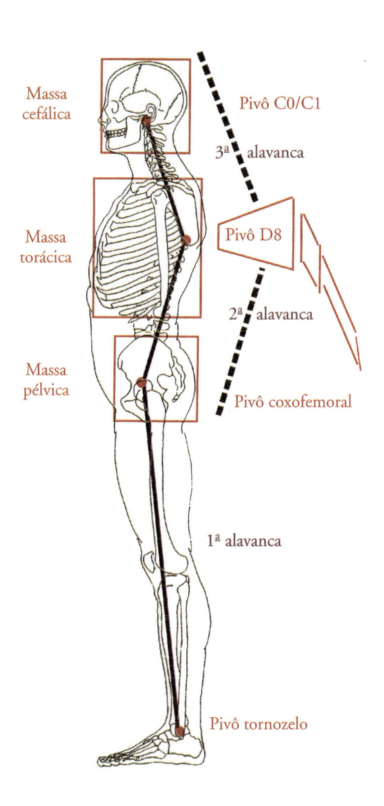

Figura 34

Equilíbrio das massas

Os pivôs e as alavancas

Figura 34

Eis outro modo de esquematizar o equilíbrio em pé: aqui as massas repousam sobre alavancas, e *a inclinação dessas alavancas faz variar a posição das massas* no espaço e a posição de uma em relação às outras. O equilíbrio consiste em manter as massas *alinhadas* umas com as outras, *mediante contínuas recuperações de pequenos desequilíbrios*, pois é preciso recordar que o equilíbrio não é estático e as oscilações posturais são fisiológicas.

No entanto, essas massas devem ser mantidas na *horizontal*, sobretudo a massa cefálica, para satisfazer às leis do equilíbrio ligado ao reflexo oculocefalógiro. Para isso, as massas dispõem de *pivôs* que as articulam com as alavancas sobre as quais repousam:

– **O pivô coxofemoral** permite à massa pélvica articular-se sobre a primeira alavanca. A inclinação dessa alavanca, a partir do tornozelo, condiciona a posição no espaço dessa massa pélvica.

– **D8/D9** permite à massa torácica articular-se sobre a segunda alavanca. Isso é por vezes mais difícil de imaginar, entretanto é importante lembrar que *D8 está sempre na mesma posição que o conjunto do tórax,* cujos deslocamentos ela acompanha. Quando o tórax está inclinado para trás, D8 está em flexão posterior sobre D9. Quando ele está fletido para a frente, D8 está em flexão anterior sobre D9. Voltaremos a tratar desse ponto com mais detalhes ao estudarmos os encadeamentos PM e AM.

– **C0-C1, ou articulação entre occipital e atlas**, permite à massa cefálica articular-se com a coluna cervical, que deve permanecer flexível no seu conjunto. A posição da cabeça, especialmente no plano sagital, depende da inclinação dessa alavanca.

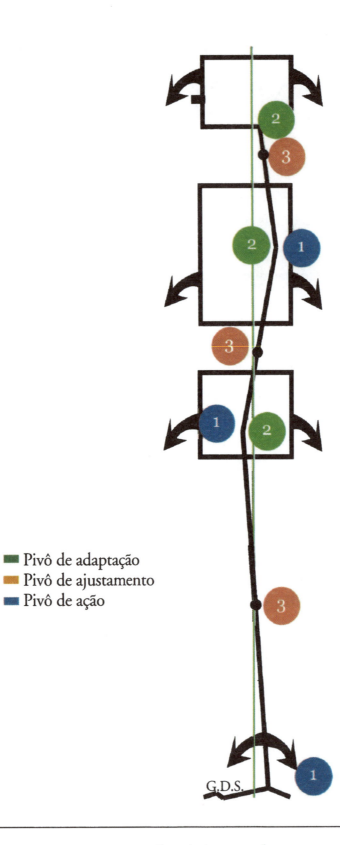

Figura 35

■ Pivô de adaptação
■ Pivô de ajustamento
■ Pivô de ação

G.D.S.

Os pivôs e as alavancas

Discussão sobre os pivôs e as alavancas na posição em pé

Figura 35

Os dois pés paralelos mantêm entre si o mesmo afastamento que existe entre as linhas médias dos glúteos.

Considere **a primeira alavanca, que vai do tornozelo à coxofemoral:** ela suporta a massa da bacia.

Tente deslocar essa massa para a frente e para trás, mantendo-a horizontal.

O que faz a massa bacia?

O que ocorre na coxofemoral?

Quando vou para a frente, sobre o antepé,

quando vou para trás, sobre os calcanhares?

O tornozelo é o pivô de ação, que age sobre a posição no espaço dessa massa da bacia.

A coxofemoral é o pivô de adaptação, que permite manter a horizontalidade nessa nova posição.

O que faz o joelho:

Quando quero avançar para a frente?

Quando quero voltar para trás?

O joelho é o pivô de ajustamento, que permite avançar mais, para a frente ou para trás.

Considere agora **a segunda alavanca, da coxofemoral até D9:** ela suporta a massa torácica.

Deixe a massa torácica desviar-se, em função do deslocamento ocorrido na coxofemoral por ação do tornozelo.

O que faz minha caixa torácica?

O que acontece na região de D8?

Quando vou para a frente?

Quando vou para trás?

A coxofemoral é, por sua vez, pivô de ação para a massa torácica e portanto pivô de ação da segunda alavanca.

D8 torna-se, por sua vez, um pivô de adaptação, que permite a horizontalidade do tórax. (Note bem: D8 reflete sempre a posição do tórax no espaço.)

> O que acontece na altura de L3 e qual seu papel no segmento que vai do joelho até a lombar?
>
> Quando desejo avançar mais um pouco para a frente?
>
> Quando desejo me afastar um pouco?

L3 é o pivô de ajustamento da segunda alavanca.

Considere agora **a terceira alavanca, de D7 a C1**: ela suporta a massa cefálica e apóia-se sobre a massa torácica, particularmente sobre D8. Deixe-a mover-se sob ação dos pivôs que já vimos, a partir dos tornozelos.

> O que ocorre na zona C0-C1?
>
> Quando me inclino mais para a frente?
>
> Quando me inclino mais para trás?

D7/D8, por sua vez, é o pivô de ação sobre a posição da massa cefálica e pivô de ação da terceira alavanca.

C0/C1 torna-se pivô de adaptação da nova posição da massa cefálica.

> O que acontece na zona C4-C5?
>
> Quando transfiro o peso para a frente?
>
> Quando transfiro o peso para trás?

C4-C5, ponto de ação máxima dos escalenos, passa a ser o **pivô de ajustamento** dessa terceira alavanca.

As linhas da coluna vertebral

A linha dos corpos vertebrais:
a coluna do anatomista;

A linha das espinhosas:
a coluna do clínico;

A linha das superfícies articulares:
a coluna do biomecanicista;

A linha das apófises transversas.

86 Philippe Campignion

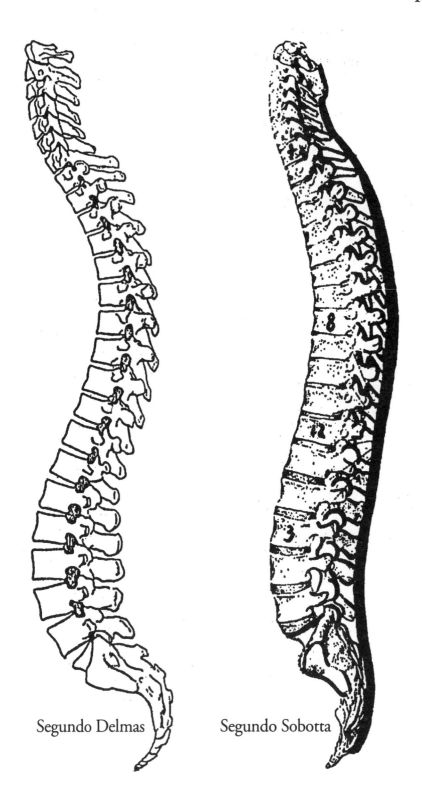

Figura 36

Segundo Delmas   Segundo Sobotta

Qual a forma ideal para a coluna?   Figura 36

A coluna vertebral é considerada, com razão, uma linha *sinusoidal.* Mézières a comparava a uma serpente (Figura 36). Os terapeutas se esforçam para torná-la flexível ou endireitá-la, cada um segundo sua especialidade. Uns mediante exercícios, outros por meio de manipulações, de alongamentos e, outros ainda, mediante intervenções cirúrgicas.

Sobre que modelo ideal basear-se? Quando apresentamos esta questão aos alunos, não é raro que eles fiquem sem resposta.

Uns respondem que ela deve ser reta, outros que deve ser flexível... Ao lhes perguntarmos o que é uma coluna reta, a princípio mostram surpresa; após refletir respondem que ela deve permanecer uma sinusóide, porém sem curvas excessivas. São respostas interessantes, mas a questão permanece bastante vaga.

Uma coluna vertebral deve efetivamente permanecer flexível, mas isso não basta. Sobretudo ao falarmos de postura, é necessário que haja uma referência, um modelo "ideal".

Que critérios poderiam garantir uma boa estática e uma boa fisiologia vertebral?

A coluna, com o corpo ereto ou sentado, repousa sobre o sacro. Este, por sua vez, repousa entre os ilíacos. A inclinação do platô sacral entre os ilíacos tem, pois, sua importância, como mostrado na Figura 8. Certas escolas referem-se ao ângulo de De Sèze, que avalia o grau de inclinação do platô sacral relativamente à linha horizontal. Ele estabelece que o valor ideal desse ângulo é em torno de 30°, para que o platô sacral receba da melhor forma a coluna que nele se apóia.

G.D.S. estudou a bacia, tanto do ponto de vista de sua estática quanto de sua dinâmica, e chegou à formulação de certos ângulos que permitem determinar a posição *no espaço* das peças ósseas que formam essa bacia, umas em relação às outras (Figura 37).

Figura 37

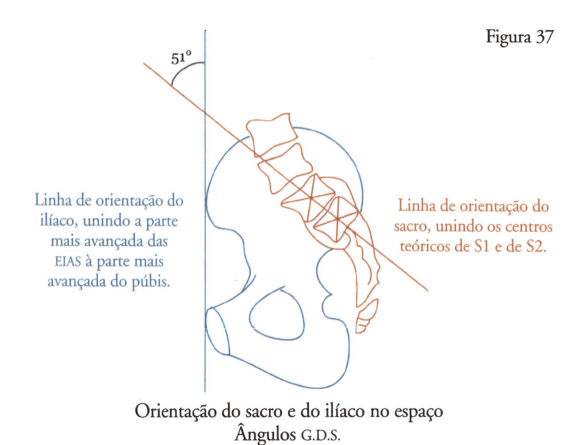

Orientação do sacro e do ilíaco no espaço
Ângulos G.D.S.

Figura 38

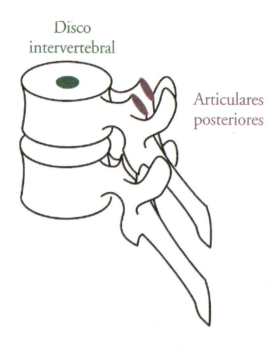

Apoio intervertebral trípode

Com base em estudos estatísticos realizados com centenas de pacientes, G.D.S. estabeleceu valores intermediários que pareciam corresponder ao ideal fisiológico que buscamos. Ela definiu as linhas de orientação do ilíaco e do sacro, assim como o valor ideal para o ângulo sacroilíaco (Figura 37):

A linha de orientação do ilíaco no espaço é uma tangente à parte mais avançada da EIAS e à parte mais avançada do púbis. Segundo G.D.S., o ilíaco está em boa posição quando essa linha *se aproxima da vertical.*

A linha de orientação do sacro no espaço une o centro teórico da primeira vértebra sacral ao da segunda. G.D.S. considera que o *sacro está em posição dita neutra quando essa linha cruza a vertical num ângulo de 51°.*

O ângulo sacroilíaco é obtido fazendo-se cruzar essas duas linhas. *Seu valor médio foi estatisticamente fixado ao redor de 51°.* É evidente, porém, que todos esses parâmetros variam segundo a tipologia, e essas variações vão ajudar a delimitar o terreno de predisposições.

Tendo definido uma base mais sólida para a coluna, que forma daremos a essa coluna?

As vértebras que a compõem estão articuladas entre si numa forma de apoio *trípode* (Figura 38): duas superfícies articulares posteriores, que constituem o pivô articular principal, e o disco intervertebral na frente delas, que exerce sobretudo um papel de amortecedor e de guia dos movimentos.

Nem todas as posições da coluna vão resultar nesse apoio trípode. G.D.S. faz notar a influência das diferentes atitudes sobre a maneira como as vértebras se articulam entre si.

Entre as diferentes atitudes corporais a que parece corresponder melhor ao posicionamento trípode é a posição chamada em PA, que erige a coluna.

Figura 39

A linha do anatomista

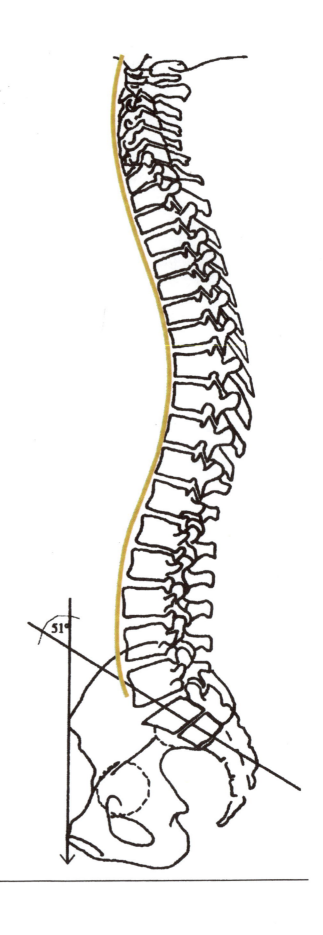

É preciso não confundir a ereção da coluna com as costas planas, encontradas na "posição de sentido", decorrente do aumento de atividade do encadeamento muscular PM, que coloca as vértebras em *apoio bipodal* exagerado sobre as apófises articulares posteriores. Esse tipo de apoio é bem desestabilizante para a coluna. Ele é encontrado freqüentemente nos terrenos escolióticos muito evolutivos.

A cifose subtensionada por uma grande atividade AM favorece uma decoaptação das apófises articulares posteriores e um apoio exagerado sobre o disco. Esse tipo de apoio constitui um terreno predisposto à hérnia de disco.

Vamos, então, lembrar a posição chamada de PA, que erige esta coluna com facilidade, sem esforços supérfluos. Essa atitude é própria de alguns dançarinos que mostram postura e posicionamento da cabeça nobres e graciosos.

Godelieve Denys-Struyf baseou-se em inúmeras experiências e radiografias realizadas de perfil nas diferentes posições, assim como em montagens de vértebra sobre vértebra, para chegar a definir exatamente qual seria essa posição.

Vamos, a seguir, analisar essa atitude vertebral própria PA em seus detalhes.

A linha do anatomista
Figura 39

Observemos, para começar, os corpos vertebrais na parte anterior da coluna. Se traçarmos uma linha que una a parte anterior dos corpos vertebrais, obteremos uma linha sinusoidal. Ela corresponde à forma que nos vem à mente quando olhamos uma coluna vertebral ou uma radiografia da coluna de perfil. Mas então não estamos observando uma coluna em posição ereta? Ela não deveria parecer retilínea? Porém, estar ereto não significa ter costas absolutamente planas. Essa forma sinusoidal é a que favorece a coaptação das vértebras.

É importante observar que essa linha não é acessível ao exame clínico.

Figura 40

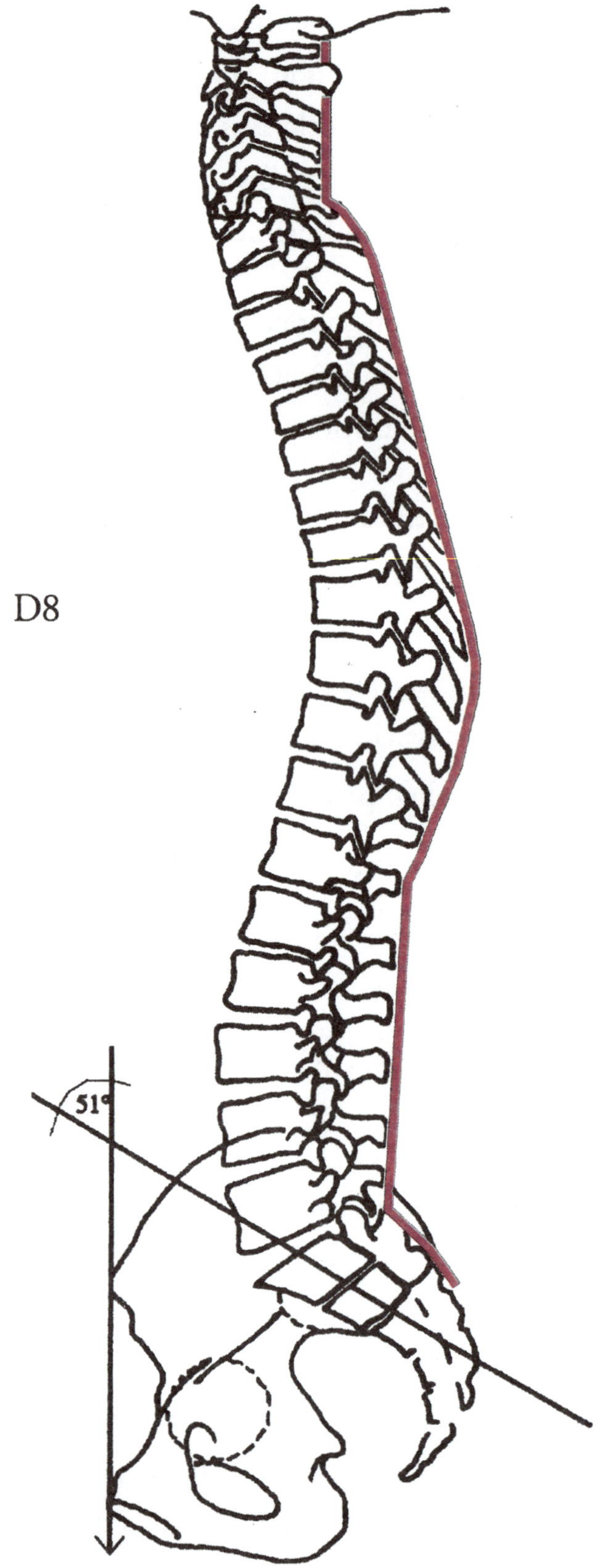

D8

A linha do clínico

51°

A linha do clínico

Figuras 40 e 41

Observemos, agora, a parte posterior da coluna unindo por uma linha os pontos mais salientes de todas as apófises espinhosas.

Obteremos uma linha que tem certa semelhança com a sinusóide ao primeiro olhar, porém, de mais perto, percebemos que sua forma é mais complexa, misturando segmentos retilíneos e segmentos curvos (Figuras 40 e 41). Essa linha, ainda que a coluna esteja ereta, não é retilínea em toda a sua extensão. Encontramos, porém, **três segmentos retilíneos:**

- **No pescoço, de C1 a C6.** Ainda que a espinhosa de C2 seja mais longa que as suas vizinhas, estas vértebras estão alinhadas numa mesma vertical.

- **Na coluna dorsal, de D2 a D7.** Este segmento é retilíneo, porém ligeiramente inclinado para a frente.

- **O segmento lombar de L1 a L5** é retilíneo, porém levemente inclinado em cima e para trás. É nessa região que a diferença entre a linha anterior, dos corpos, e a linha posterior, das espinhosas, é mais surpreendente.

É a ativação dos músculos do encadeamento PA que torna esses segmentos vertebrais retilíneos.

Entretanto, subsistem segmentos curvos:

- **C7 e D1,** cujas apófises espinhosas são mais longas que as das cervicais, instalam uma pequena bossa fisiológica nesse trecho. Em certos casos, pode ocorrer um exagero nessa saliência, que passa a ser chamada de "bossa de bisonte".

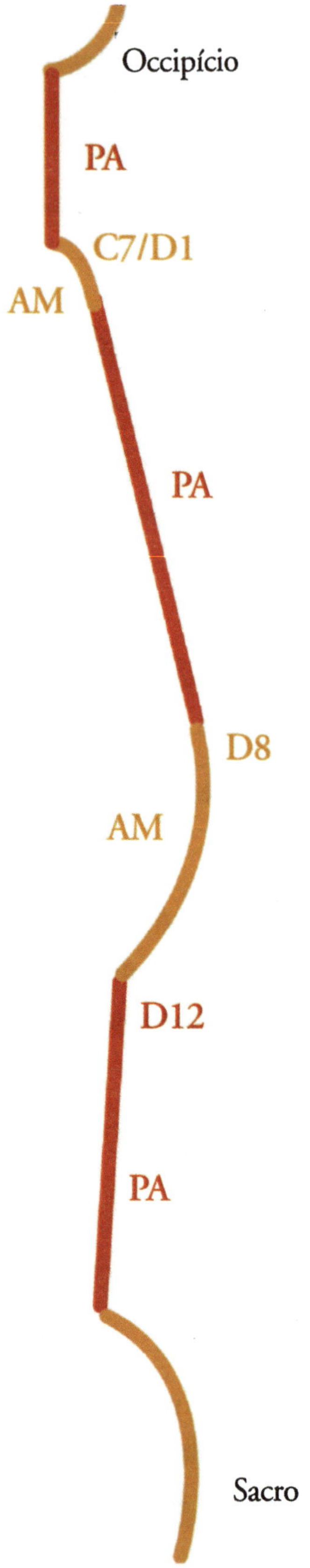

Figura 41

Occipício

PA

C7/D1

AM

PA

D8

AM

D12

PA

Sacro

A linha
das apófises espinhosas

– **As apófises espinhosas de D7 a D12** descrevem outra curva cifótica que corresponde à ação de âncora de AM, presente nessa coluna PA. Em outras palavras, devido ao controle que os grandes retos do abdome exercem sobre o osso esterno e que permite a ancoragem de D8 como ponto mais saliente da cifose. Essa ancoragem é uma das bases indispensáveis para uma boa fisiologia vertebral. Falaremos mais sobre isso, na seqüência.

– **O occipício e o sacro têm**, é claro, uma forma curva. Esses dois ossos também estão em analogia com AM. O sacro está na residência de AM, enquanto o occipúcio é a região do crânio onde, segundo Godelieve Denys-Struyf, se marcam os potenciais AM.

A linha das espinhosas é a que nossas mãos percorrem quando examinamos uma coluna vertebral. É chamada por G.D.S. de *linha do clínico*.

Esta linha, que acabamos de descrever na posição imposta às vértebras pela atitude PA, pode constituir a referência para um teste de avaliação das possibilidades de dada coluna erigir-se harmoniosamente. O teste é considerado positivo se a linha das espinhosas da coluna examinada aproximar-se desse modelo ideal.

Cada uma das outras tipologias vai modificar esse esquema. (Vejamos como isso acontece.)

Marcas que indicam um excesso nas diferentes cadeias

Figuras 42 a 45

Contrariamente ao que poderíamos pensar num primeiro momento, a coluna em PA não é retilínea, porém ela aumenta a coaptação das articulares e privilegia *o apoio intervertebral tripodal.*

A observação da linha das apófises espinhosas pode ser um teste que nos permite apreciar a maneira como cada um vive sua PA. Para exprimir-se, a PA tem necessidade de liberdade diante das outras cadeias. Nesta avaliação, a forma da linha das apófises espinhosas pode informar-nos sobre a cadeia dominante, pois cada uma delas tem um modo particular de frear a expressão de PA na coluna vertebral:

– AM mantém a coluna em cifose e pode, em certos casos, impedir a PA de levar o segmento proclive em posição retilínea (Figura 42). Em outros casos, ela pode permitir a PA tornar esse segmento retilíneo, mas impedi-la de verticalizá-lo (Figura 43).

A coaptação fica perturbada. A vértebra de cima está em flexão anterior em relação à de baixo. *As apófises articulares estão em decoaptação e desimbricação.* Isso promove a tração das estruturas ligamentares posteriores e, como defesa, provoca o conseqüente espasmo dos pequenos músculos monoarticulares, que são ligamentos ativos das articulações intervertebrais. A pressão sobre o disco aumenta e favorece a hérnia de disco por via posterior.

– PM vai muito longe e suprime as ancoragens de AM. A coluna é mais retilínea do que em PA (Figura 44). Essa posição está longe de ser boa para a coluna vertebral. Com efeito, *as apófises articulares estão em imbricação e decoaptação em divergência,* o que favorece a artrose interapofisária posterior.

Aspectos biomecânicos 97

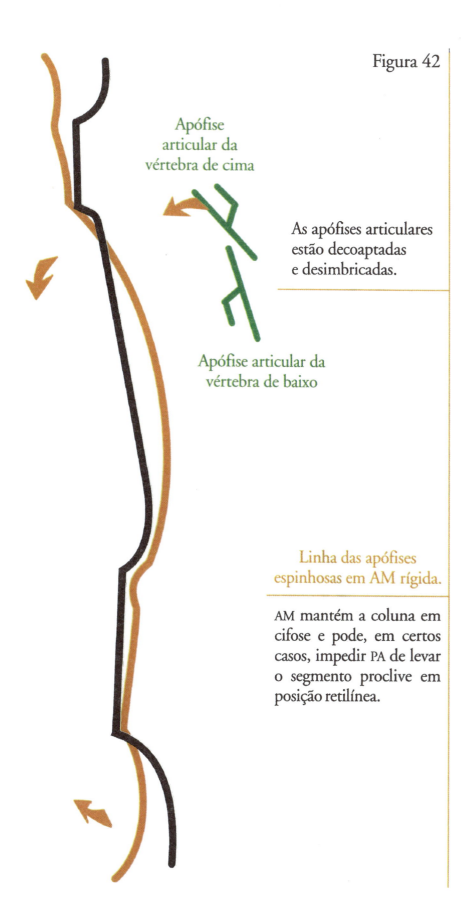

Figura 42

Apófise articular da vértebra de cima

As apófises articulares estão decoaptadas e desimbricadas.

Apófise articular da vértebra de baixo

Linha das apófises espinhosas em AM rígida.

AM mantém a coluna em cifose e pode, em certos casos, impedir PA de levar o segmento proclive em posição retilínea.

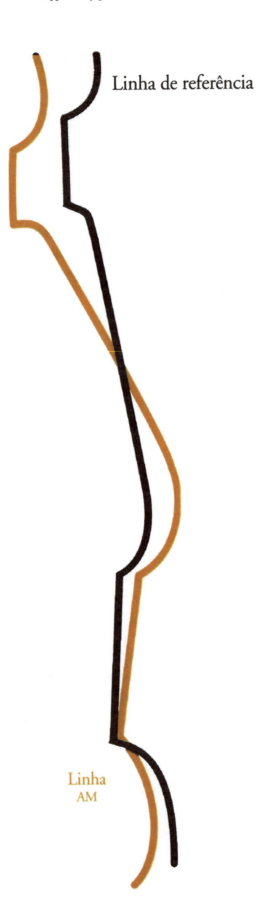

Figura 43

O segmento dorsal está retilíneo, mas fortemente inclinado.

Linha das apófises espinhosas em AM flexível

AM não impede PA de erigir o segmento dorsal, porém mantém uma forte inclinação anterior.

Aspectos biomecânicos 99

Figura 44

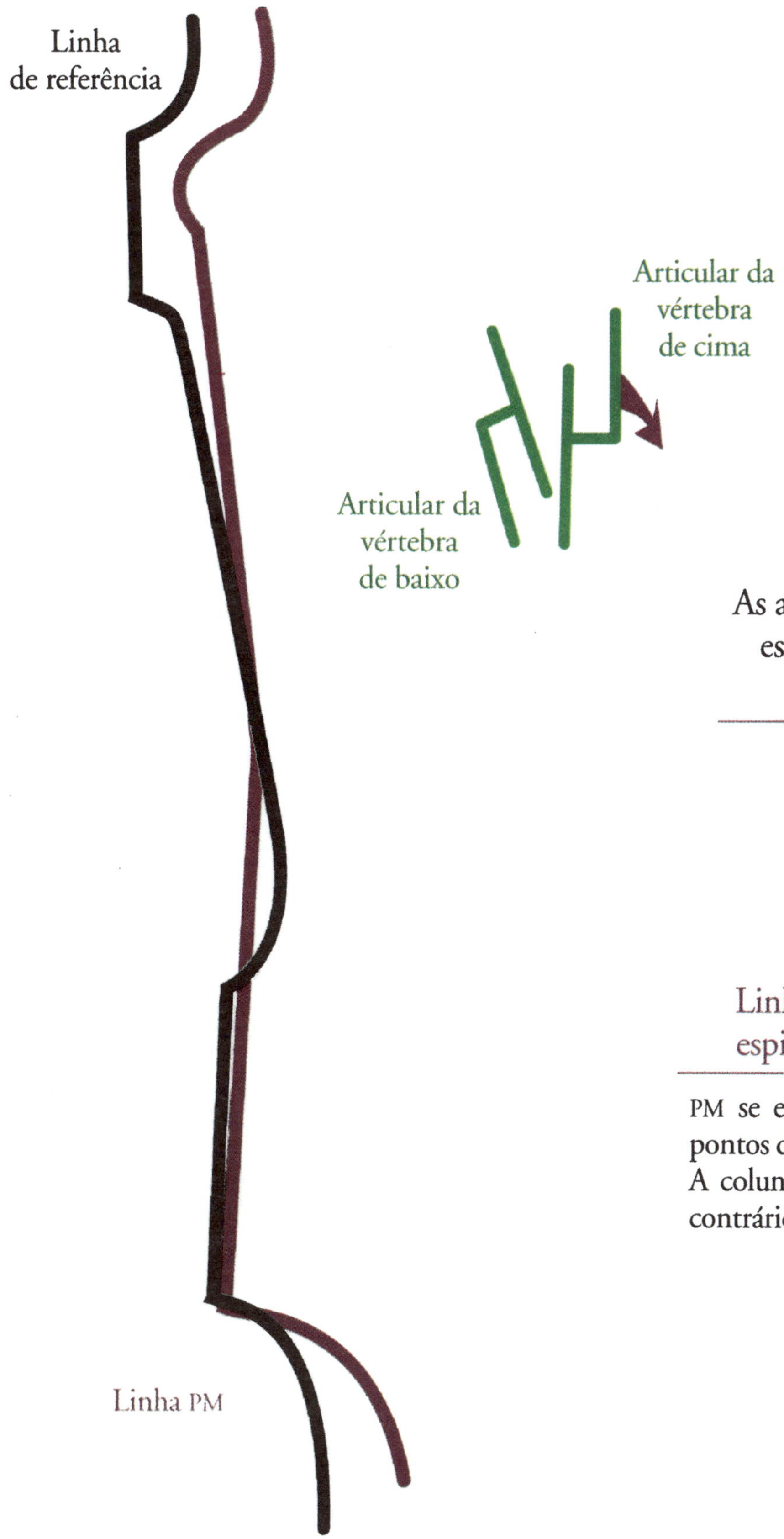

Linha de referência

Articular da vértebra de cima

Articular da vértebra de baixo

As apófises articulares estão decoaptadas e imbricadas.

Linha das apófises espinhosas em PM

PM se excede e suprime os pontos de ancoragem de AM. A coluna PM é retilínea, ao contrário da de PA.

Linha PM

Figura 45

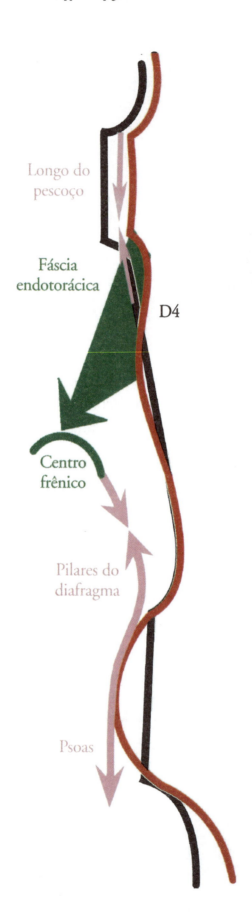

A fáscia endotorácica tracionada entre a coluna cervicodorsal ereta e o centro frênico abaixado constantemente instalam uma lordose interescapular centrada em D4.

Linhas das apósfises espinhosas PA-AP em excesso

PA-AP também exagera, porém de modo diferente do que ocorre com a coluna PM.

A parte PA em excesso mantém a coluna cervicodorsal em permanente retificação, enquanto na região dorso-lombar a parte AP em excesso instala uma hiperlordose centrada em L1-L2.

– PA-AP em excesso vai, também ela, muito longe, porém de modo diferente da coluna PM (Figura 45). Na parte superior da coluna, ela fixa a retificação cervical. Na região dorsal, a fáscia endotorácica tracionada entre a coluna cervicodorsal ereta e o centro frênico rebaixado em inspiração de modo permanente instala uma *lordose centrada em D4*.

No nível dorsolombar, o diafragma e os psoas promovem uma *hiperlordose centrada em L1-L2*.

Esse teste de apalpação da linha das apófises espinhosas é incompleto, pois nada nos diz sobre a flexibilidade de PA ou, mais exatamente, sobre sua capacidade de abdicar de sua ação quando necessário. É interessante associar esse teste com uma observação realizada com a coluna em posição enrolada (Figura 46).

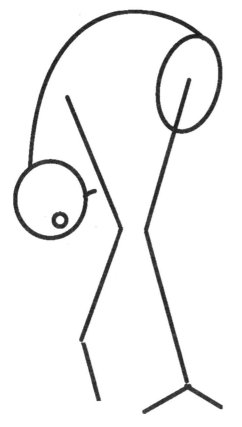

Figura 46

Nesta posição, a coluna deve relaxar-se e as apófises espinhosas devem ficar aparentes, ao menos de C7 a L3 ou L4.

A coluna PM tem grandes dificuldades para enrolar-se e permanece, com freqüência, retilínea.

As tensões na PA manifestam-se por zonas onde as apófises espinhosas não são palpáveis por estarem afundadas.

Isso ocorre comumente na zona das inserções dos pilares do diafragma e formam uma lordose interescapular que aparece na região de D4.

Figura 47

A linha do biomecanicista

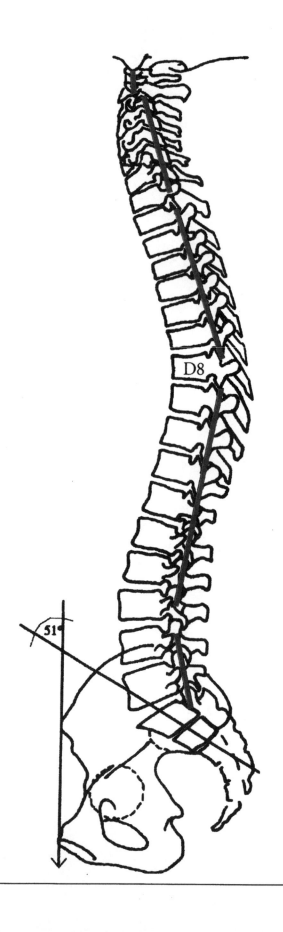

A linha do biomecanicista   Figura 47

Quando nosso propósito é reeducar uma coluna, como já dissemos, buscamos devolver-lhe a liberdade e ainda melhorar a postura. Ora, a coluna não é apenas um empilhamento de vértebras que repousam passivamente umas sobre as outras. É necessário também que estejam empilhadas corretamente umas sobre as outras. Isso depende da maneira como estão articuladas entre si, o que ocorre nas apófises articulares posteriores.

Aprofundando o exame dessa coluna em PA (estamos, não se esqueçam, estudando a coluna em PA, isto é, a coluna que busca o alongamento para o alto sem força e sem projeção do osso esterno, com a cervical alongada etc.), G.D.S. une por uma linha o meio de cada articular vertebral posterior umas às outras. Isso nos dará a *linha das apófises articulares*, que ela chama de *linha do biomecanicista*, pois é sobre ela que nossas manobras vão agir. Foi grande a minha surpresa ao constatar que essa linha é uma *linha quebrada*, mesmo sabendo que se tratava de uma coluna erigida ativamente. Já tinha visto representações da coluna vertebral do ponto de vista mecânico em forma de uma linha quebrada, porém acreditava que fosse uma linha puramente teórica. Eis, porém, que G.D.S. lhe oferecia um fundamento realista!

Esta linha, tão interessante quanto a do clínico, vai servir de base à seqüência de nosso estudo.

Figura 47

A linha das apófises transversas

Ela retoma uma forma sinusoidal devido, sobretudo, ao fato de as apófises transversas serem mais anteriores nas lordoses.

É sobre a parte anterior do ponto mais avançado das apófises transversas nessas lordoses cervical e lombar que se inserem os escalenos, os psoas e os quadrados lombares.

Esses músculos dão ritmo às lordoses fisiológicas, o que nos faz compreender a razão de essa linha das transversas ser mais anterior que as outras nos níveis cervical e lombar.

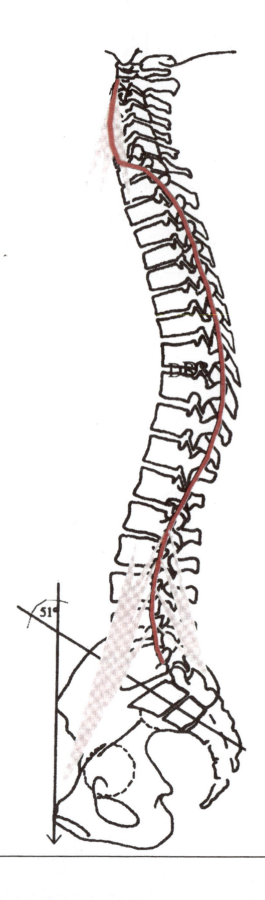

Figura 48

Todas as linhas misturadas

Neste esquema podemos comparar as diferentes linhas, uma em relação à outra.

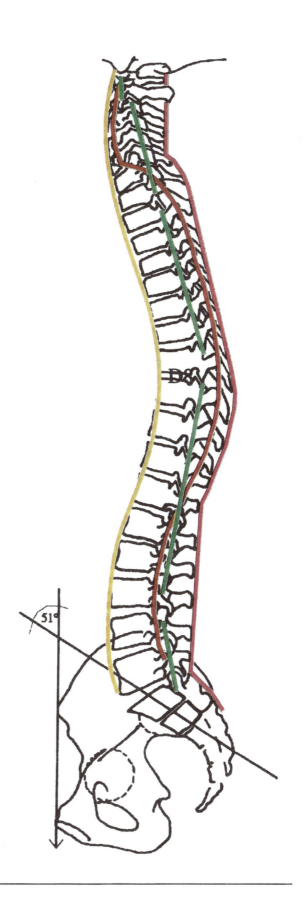

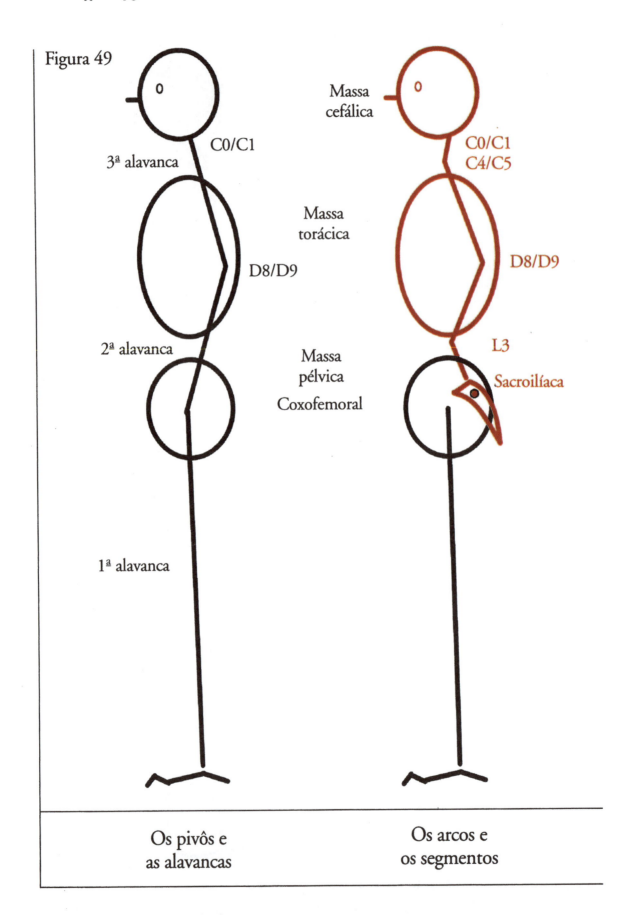

Figura 49

Os arcos e os segmentos

Figura 49

Passagem dos pivôs e das alavancas aos arcos e segmentos.

A Figura 49 põe em posição as massas, *as alavancas* e *os pivôs*. Observemos mais de perto a segunda alavanca, que vai da coxofemoral à D8. Trata-se de uma esquematização, pois, na realidade, esta segunda alavanca é muito mais complexa.

O esquema da direita aproxima-se mais da realidade ao introduzir a noção de *arcos e segmentos*. A coluna apresenta dois arcos, um acima e outro abaixo de D8. Cada arco da coluna é constituído de dois segmentos cuja orientação difere:

– um é chamado *declive*, porque é inclinado para cima e para trás;

– o outro é chamado *proclive*, porque é inclinado para cima e para a frente.

A articulação sacroilíaca, entre o eixo vertical e o eixo horizontal.

Se observarmos com mais cuidado a segunda alavanca, perceberemos que entre a coxofemoral e a D8 está a articulação sacroilíaca.

O membro inferior está aqui representado em preto e o tronco em vermelho, para nos lembrar de que o ilíaco faz parte da cadeia articular do membro inferior e o sacro pertence à do tronco. Isso nos permite precisar que *o eixo horizontal suporta o eixo vertical* no nível da bacia.

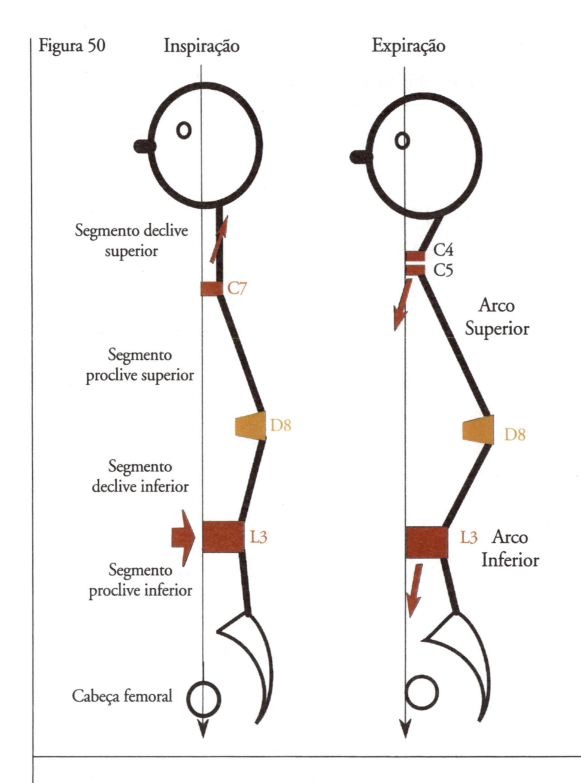

Arco e segmentos da coluna vertebral na inspiração e na expiração

A articulação sacroilíaca tem o papel de junta de elasticidade para a massa da bacia. Na vida cotidiana temos necessidade de coxofemorais flexíveis para nos sentar, abaixar etc. Enquanto mantivermos as coxofemorais flexíveis, o esquema mostrado à esquerda não está muito longe da realidade, pois a segunda alavanca articula-se com a primeira na altura da coxofemoral. Se esta se enrijece, a sacroilíaca pode ser solicitada a compensar e, então, a segunda alavanca vai articular-se na região dessa sacroilíaca e não mais na região coxofemoral.

Os arcos e os segmentos na respiração Figura 50

A esquematização da coluna vertebral para o estudo de sua mecânica fundamenta-se, pois, em uma realidade que esse estudo das diferentes linhas da coluna nos levou a justificar.

Entretanto, falta-nos, ainda, precisar que uma coluna vertebral não é fixa e tem uma ritmicidade ligada à respiração e, portanto, à atividade diafragmática. A experiência mostra-nos que uma coluna fixada em PA pode ser tão pouco fisiológica quanto qualquer outra, ainda que na aparência ela corresponda mais aos critérios estáticos correntemente tomados como referência. Quanto a mim, atribuo mais importância a essa "ritmicidade" da coluna vertebral do que à sua estática.

A inspiração de tipo dinâmico (modo de respiração utilizado em estado de vigilância, de pé ou sentado, sem apoio para as vértebras) acompanha-se de uma ereção vertebral graças à ativação dos músculos de PA. Essa ereção é particularmente ativa no nível cervical, feudo de PA. A coluna erige-se acima de C7, ao mesmo tempo que recua. Na zona lombar, a inspiração acompanha-se de uma ligeira delordose, em virtude da ativação do transverso do abdome, que se opõe ao aumento da pressão intra-abdominal resultante da descida do centro frênico. Por essa razão L3 recua.

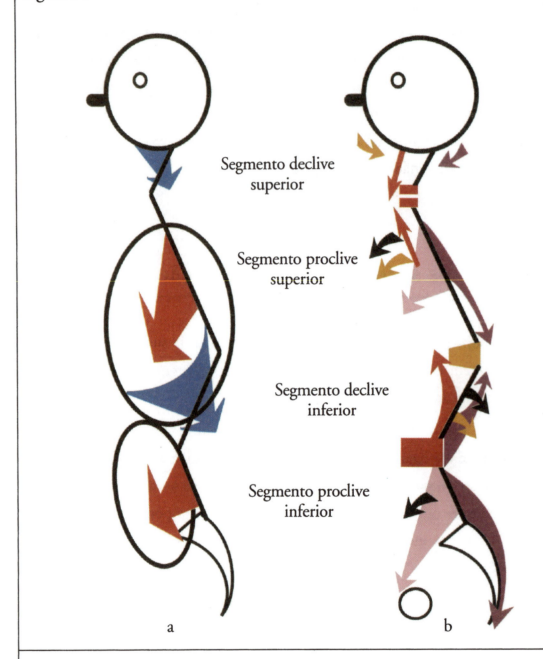

Forças que se exercem sobre os diferentes segmentos

O alinhamento da parte anterior dos corpos vertebrais de C7 e de L3 desloca-se para alinhar-se com o centro da cabeça femoral.

A expiração acompanha-se de uma reinstalação das lordoses cervical e lombar, pela ação dos músculos de AP. Os escalenos levam C4-C5 para a frente e os psoas fazem o mesmo com L3. Os arcos tornam-se mais marcados e o ponto mais saliente do arco superior muda de localização, passando de C7 para o disco C4-C5.

A linha da parte anterior dos corpos vertebrais de C4-C5 e de L3 torna-se, então, tangente da parte anterior da cabeça femoral.

Pontos fracos dos diferentes segmentos

Figura 51

O peso do corpo é mais importante na frente da coluna vertebral (Figura 51 a).

Os segmentos proclives sustentam o que está abaixo deles (a caixa torácica pelo proclive superior e o abdome pelo proclive inferior). *Os segmentos proclives trabalham principalmente no plano sagital, em flexão-extensão.*

Os segmentos declives sustentam o que está acima deles (o peso da cabeça pelo declive superior e o tórax pelo declive inferior). *Os segmentos declives são mais solicitados em rotação.* Aliás, as vértebras situadas mais superiormente nos segmentos declives são as mais rotatórias: C1 para o declive superior e D8 para o inferior.

Forças que atuam sobre o segmento proclive inferior: a ação da gravidade/peso (flechas em preto) o leva em flexão anterior além do peso do abdome.

As cadeias ântero-posteriores, em particular pela ação dos psoas, reforçam essa tendência.

As cadeias póstero-medianas opõem-se a essa tendência como perfeitas cadeias da posição vertical, desde que as fibras mais profundas do grande glúteo possam encontrar um ponto fixo femoral. Isso depende, em grande parte, de manter o desaferrolhamento dos joelhos, do qual voltaremos a falar.

Forças que atuam sobre o segmento declive inferior: a ação da gravidade/peso tende a achatar posteriormente.

As cadeias ântero-medianas (grandes retos e grandes peitorais cifosantes) reforçam essa ação.

As cadeias póstero-medianas não têm grande atuação nesse nível, embora constituam uma defesa convexitária diante da cifose.

São os pilares do diafragma os que estão mais bem posicionados para endireitar esse segmento na inspiração, ao modo de um pára-quedas ascensional. Na expiração, pela subida do centro frênico, o diafragma comporta-se como um pára-quedas e freia a tendência natural ao desabamento posterior desse segmento.

Forças que agem sobre o segmento proclive superior: a ação da gravidade/peso acrescida do peso do tórax tende a flexioná-lo para a frente. As cadeias ântero-medianas reforçam essa tendência.

A fáscia endotorácica de AP, que suspende o centro frênico à coluna, de C7 a D4, pesa também sobre esse segmento.

As cadeias póstero-medianas opõem-se a isso e freqüentemente se mostram contraídas em defesa nessa região.

Forças que agem sobre o segmento declive superior: o peso da cabeça, embora desequilibrado para a frente, tende a achatar o pescoço.

As cadeias ântero-medianas, mais particularmente os músculos hioidianos, reforçam a tendência à flexão anterior da cabeça e correm o risco de instalar uma flexão anterior do pescoço.

As cadeias póstero-medianas freiam essa queda para a frente, porém, em excesso, podem inclinar a cabeça para trás levando consigo C1, C2 e C3 para a frente.

O músculo longo do pescoço, digno representante da cadeia póstero-anterior, em seu feudo, é o guardião da ereção cervical. Porém, é preciso que os músculos das outras cadeias ativas na região lhe deixem essa possibilidade.

Estruturação da coluna vertebral no bebê

Figura 52

AM, cujo feudo está no tórax, onde ela é representada pelos grandes retos do abdome, ancora D8 no ponto mais saliente da cifose (a). A posição fetal favorece essa ancoragem que deveria ser mantida na posição de repouso nos primeiros meses de vida.

PA deveria instalar-se então em seu feudo (b'), na região cervical, onde ela é representada pelo longo do pescoço, verdadeira muralha convexitária cervical (expressão tomada de empréstimo ao professor Samuel). As futuras possibilidades de ereção vertebral, sobre cuja importância falaremos mais adiante, dependem disso.

AP instala as lordoses fisiológicas acima e abaixo dessa ancoragem de AM. A coluna passa a apresentar, então, dois arcos (b).

PM deveria intervir apenas em último lugar, quando as outras cadeias já estivessem instaladas, para verticalizar o conjunto. Sua instalação muito precoce pode desalojar a AM de D8 e favorecer uma coluna com apenas um arco (c). Essa falta de ancoragem da AM em D8 parece favorecer os processos evolutivos de certas escolioses, particularmente as dorsais.

A posição ventral, se adotada como posição corrente de repouso nos três primeiros meses de vida extra-uterina, favorece uma instalação muito precoce de PM que pode contrariar a ancoragem em D8. Nem sempre é fácil respeitar esse princípio, já que certos bebês mostram desde logo vontade de deitar sobre o ventre.

Aspectos biomecânicos 115

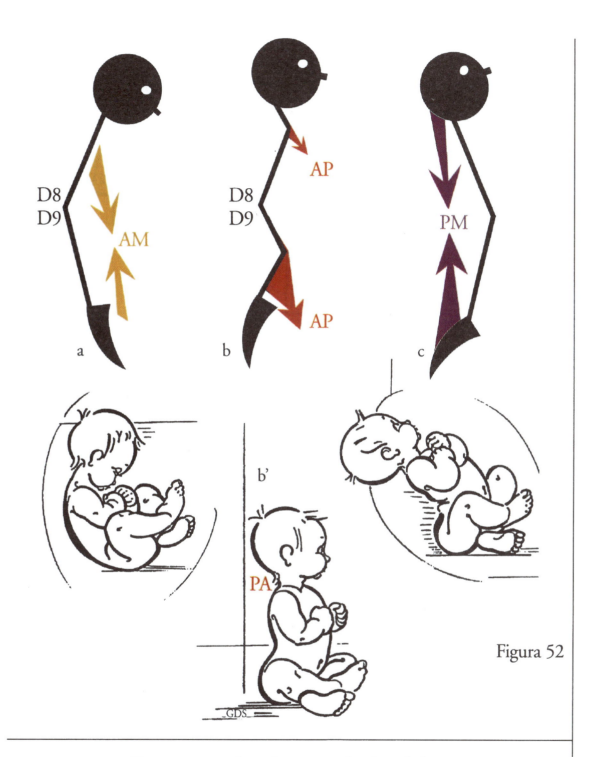

Figura 52

Estruturação da coluna vertebral no bebê

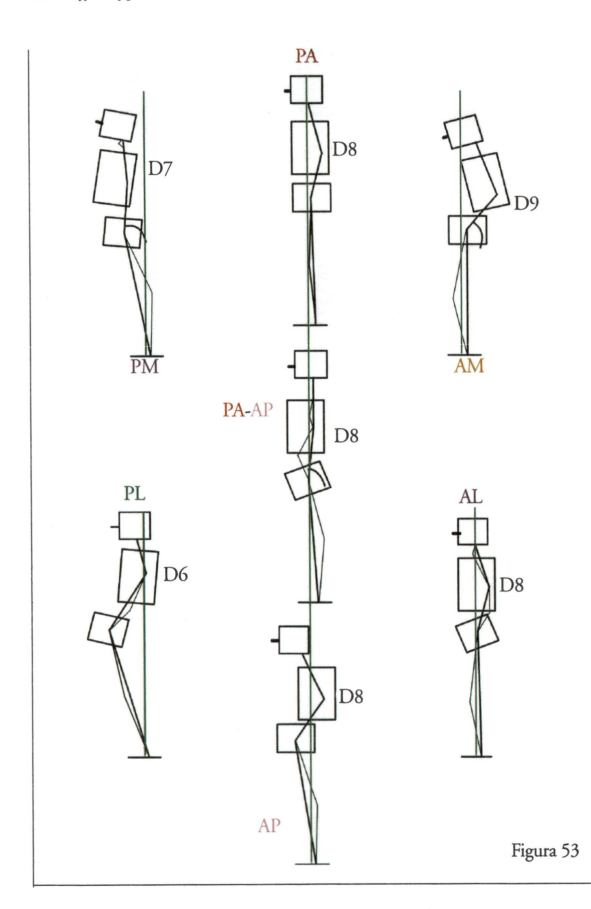

Figura 53

Anomalias nos pivôs e nas alavancas em relação às tipologias

Figura 53

Num indivíduo em excesso de AM:

A massa pélvica parece estar em retrobáscula por causa da grande verticalidade do sacro. A massa torácica está em recuo e em flexão anterior. A massa cefálica pode estar inclinada para a frente.

O ponto máximo da cifose situa-se mais baixo que D8, geralmente em D9.

A primeira alavanca é quebrada devido ao flexo do joelho. A segunda alavanca é fortemente inclinada para trás e a terceira para a frente.

Num indivíduo em excesso de PM:

A massa pélvica pode parecer antebasculada devido à horizontalização do sacro, mesmo quando os ilíacos estão freqüentemente no limite da retrobáscula.

As massas torácicas e cefálicas estão basculadas para trás, porém propulsionadas para a frente.

O ponto mais saliente da cifose está situado mais acima, em D7. Esta cifose, entretanto, é bastante reduzida e substituída por costas planas.

A primeira alavanca é bem inclinada para a frente e quebrada por um *recurvatum* da tíbia. As duas outras são bastante verticalizadas e quase alinhadas uma com a outra.

Num indivíduo fixado em PA:

As três massas estão horizontais e no mesmo alinhamento.

Todos os pivôs estão no lugar.

É nessa tipologia que encontramos o mínimo de inclinação da primeira alavanca.

As duas outras alavancas são igualmente muito pouco inclinadas, entretanto mais inclinadas do que as de PM.

Num indivíduo em excesso de PA-AP:

As massas estão em alinhamento umas com as outras, porém com a massa pélvica muito basculada para a frente.

D8 é o ponto mais saliente da cifose.

A primeira alavanca é quebrada por um *recurvatum* do fêmur. A segunda é quebrada por uma hiperlordose lombar, cujo ponto máximo está situado mais acima, em L2 ou até mesmo L1. A terceira alavanca é muito vertical, porém quebrada, ela também, por uma lordose interescapular.

Num indivíduo "desmontado" em AP:

As massas estão posicionadas na horizontal, porém não alinhadas umas com as outras. A massa pélvica é anteprojetada, a massa torácica é retroposicionada e a cefálica novamente anteprojetada.

Os pivôs são respeitados.

A primeira alavanca está inclinada para a frente e quebrada pelo *recurvatum* do fêmur. A segunda está "desabada" para trás enquanto a primeira para a frente.

Num indivíduo em excesso de AL:

As massas estão na horizontal (salvo se AL estiver associada a outra estrutura em excesso), porém achatadas umas sobre as outras.

AL não modifica os *pivôs*.

As alavancas parecem curtas em razão do achatamento. A primeira alavanca é quebrada devido a uma flexão dos joelhos secundária ao flexo de quadril. A terceira é freqüentemente quebrada graças a uma lordose resultante do achatamento.

Num indivíduo em excesso de PL:

A massa pélvica é retrobasculada pela nutação ilíaca. A massa torácica é basculada para trás, enquanto a cefálica parece recuperar o equilíbrio.

O ponto mais saliente da cifose é muito alto, situado com freqüência em D6.

A primeira alavanca é bem inclinada para a frente, como acontece com PM, porém não tem *recurvatum*.

A segunda alavanca é muito longa e inclinada para trás, enquanto a terceira, bem mais curta, é inclinada para a frente para recuperar o equilíbrio.

Parte 4

Os músculos e as fáscias

Noção de marca: útil, aceitável ou prejudicial.

Noção de ponto fixo.

Noções de fisiologia muscular aplicáveis na prática.

Considerações gerais

Diferenciação entre rigidez e anquilose

O corpo humano não se submete passivamente à ação da gravidade/peso, porém reage a ela por meio do tônus muscular. A nossa prática diária nos confirma que, embora raros, existem indivíduos em situação de fraqueza muscular diante da ação da gravidade/peso. Os indivíduos que padecem de alguma disfunção no seu aparelho locomotor são com mais freqüência rígidos do que hiperfrouxos. Essa rigidez de nenhum modo significa que exista excesso de força. Sabemos, aliás, que um músculo que permanece espasmado por um longo tempo perde sua força, enrijecendo-se. Mesmo sem excluir certas causas traumáticas ou genéticas, *um grande número de dismorfismos estão entretanto associados a uma fisiologia muscular de má qualidade, que entrava a liberdade articular*. A esse respeito, convém diferenciar rigidez e anquilose.

– **A anquilose** corresponde a um enrijecimento das estruturas articulares, em particular das cápsulas, ou até mesmo a uma degeneração dos tecidos cartilaginosos que evolui para a solda das superfícies articulares, como ocorre em certas formas de artrose ou artrite.

– **A rigidez articular** é principalmente o resultado de uma força coercitiva exagerada exercida pelos músculos periarticulares, que limita a amplitude de movimento da articulação.

Não é raro que, num segundo momento, a rigidez conduza à anquilose.

O osso e o músculo são ligados

A relação entre o osso e o músculo não precisa ser demonstrada. Desde o início do crescimento, ela salta aos olhos. O músculo deve adaptar o seu tônus às mudanças de comprimento do osso que cresce. Nesse período, as dores e os espasmos musculares são freqüentes, sobretudo por ocasião dos estirões de crescimento. O crescimento ósseo está sob influência do tônus muscular, pois ele é inversamente proporcional às pressões que sofre. Será por isso que os indivíduos muito tônicos são com freqüência mais "atarracados" que os outros?

Por ser muito mais elástico do que pensamos, o osso é capaz de certa deformação que, com o tempo, pode tornar-se definitiva.

O osso carrega em sua forma o traço do movimento que o músculo imprimiu nele. Teremos oportunidade de falar da torção no osso, que decorre diretamente do tônus das cadeias musculares que o revestem.

A noção de marca morfológica

No método G.D.S., a leitura dos sinais morfológicos ocupa um lugar importante na análise do terreno. Essas marcas resultam, em sua maior parte, de ações musculares gravadas tanto no posicionamento das articulações como, por vezes, na forma dos ossos.

Marcas úteis: Certas marcas são úteis, pois contribuem para dar ao corpo que constroem uma forma harmoniosa. É o que ocorre com as marcas deixadas no corpo pelos representantes de cada uma das cadeias agindo em seus feudos respectivos, ou também em outras zonas, mas sempre numa judiciosa partilha do território.

Marcas aceitáveis: Trata-se de marcas excessivas, sem dúvida, porém circunscritas ao feudo ou território habitual. Embora já gravadas, essas marcas ainda não prejudicam as outras cadeias em seus feudos respectivos.

Figura 54

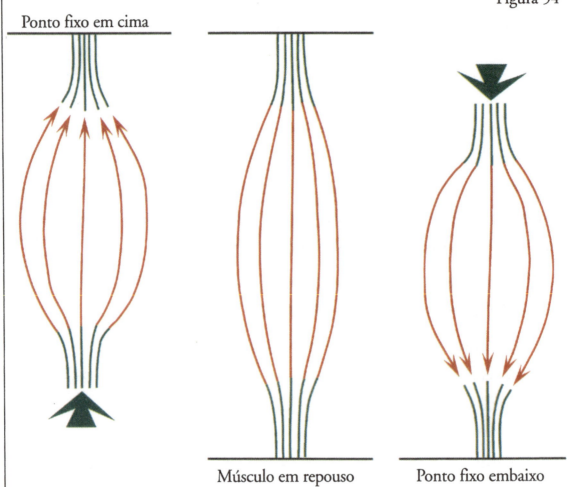

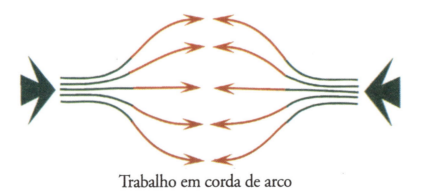

Um músculo pode ter diferentes pontos fixos

Marcas prejudiciais: São principalmente as marcas de uma cadeia que se instala na residência ou no feudo de outra cadeia, e impede esta última de exercer aí o seu papel.

Noção de ponto fixo
Figura 54

A noção de ponto fixo é abordada classicamente pela diferenciação que se faz, sobretudo nos membros inferiores, entre o trabalho em cadeia cinética fechada ou aberta. Isto é, quando o pé está em contato com o chão, consideramos que os músculos tomam ponto fixo embaixo, ao passo que quando ele não toca o solo o ponto fixo será em cima. *Na dinâmica, a possibilidade dessa inversão de ponto fixo é indispensável à realização de uma infinidade de gestos mais ou menos complexos.*

Por outro lado, na estática, por muito tempo considerou-se que apenas as influências que vinham de baixo, em particular dos pés, condicionavam a postura.

As ações musculares são freqüentemente descritas de maneira analítica. O anatomista passa muitas horas isolando um músculo de seu contexto, e depois analisa suas possibilidades motoras. Na realidade do ser vivo, *os músculos trabalham em grupo e controlam-se mutuamente,* o que torna difícil, ou impossível, determinar uma ação isolada.

Quando um músculo se contrai, ele tende a aproximar suas duas extremidades. Mas, para que isso seja possível, faz-se necessário que elas estejam livres. Se uma delas está imobilizada pela tensão de outro músculo vizinho e antagonista, é evidente que o músculo não terá outra escolha senão tomar ponto fixo nessa inserção e aproximar dela sua outra extremidade. O inverso, é claro, também é possível. Temos assim *três possibilidades de ponto fixo para um único músculo* e, portanto, três fisiologias diferentes (Figura 54):

– ponto fixo em uma de suas extremidades;

– ponto fixo na outra extremidade;

– trabalho em corda de arco, com o ponto fixo no centro do corpo muscular.

Certos músculos cujas fibras têm uma direção mais ou menos próxima da horizontal, parecem trabalhar mais facilmente em corda de arco. Descreveremos vários deles ao longo do nosso texto.

Com freqüência, os músculos que têm uma disposição mais próxima da longitudinal e tomam seu ponto fixo em uma das extremidades, geralmente a que está fixada pela atividade de outro músculo.

As fáscias

Figura 55

Fáscias de envolvimento,
fáscias de deslizamento
e divisões intermusculares,
fáscias de ligação, fáscias viscerais,
fascia superficialis e periósteo.

Fáscia é um *elemento de ligação* entre o superficial e o mais profundo, entre os músculos contidos em suas aponevroses, entre os músculos e o esqueleto, entre os músculos e as vísceras e entre estas e o esqueleto.

As fáscias são variadas, mais ou menos frouxas e elásticas (aponevroses, fáscias de deslizamento) ou densas e resistentes (divisões intermusculares, periósteo). *Elas protegem e nutrem os tecidos circundantes* (isto é, os músculos contidos pelas aponevroses, a camada profunda da pele, pela *fascia superficialis*, ou ainda o tecido ósseo, pelo periósteo). As fáscias são as zonas privilegiadas do ponto de vista das informações proprioceptivas, que contribuem para informar a medula sobre o estado de tensão do músculo que envolvem. O periósteo, que reveste o osso, dá-lhe sua sensibilidade.

O músculo está em estreita relação com as fáscias que ele subtensiona. Com efeito, *se a fáscia é elástica, ao contrário do músculo, ela não é contrátil.*

As incessantes variações de comprimento que ocorrem durante o movimento mantêm a elasticidade da fáscia. Porém, se ela é mantida na posição mais encurtada, ou se sofre tração permanente por parte de um músculo, sua quantidade de fibras de elastina tende a diminuir e a fáscia perde sua elasticidade.

Já percebemos o papel fundamental que os músculos e as fáscias exercem no equilíbrio global de um indivíduo.

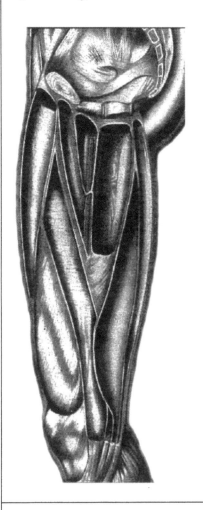

Envoltórios musculares
da coxa
em corte longitudinal
segundo Frédéric Kahn

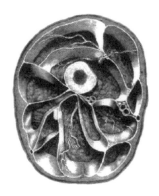

Envoltórios musculares
da coxa
em corte transversal
segundo Frédéric Kahn

Figura 55

A relação entre o músculo e o osso

As cadeias musculares unem entre si as cadeias articulares

As cadeias musculares são duplas (uma à direita, outra à esquerda). Encontramos cinco delas em cada lado do corpo (uma das quais é dupla), *unindo a bacia ao crânio.*

O tronco possui seis pares de cadeias (AM, PM, PA, AP, PL e AL) ou seja, doze cadeias, e funciona pois com um número par para cada cadeia.

As cadeias articulares dos membros possuem apenas um exemplar de cada (à direita ou à esquerda). Além disso, como PA não está representada nos membros, elas são apenas cinco e funcionam nos membros com um número ímpar.

As cadeias musculares unem entre si as cadeias articulares. Cada unidade articular revestida de suas cinco cadeias musculares constitui uma *unidade funcional do corpo.* Existem, pois, cinco unidades funcionais, que são, bem entendido, ligadas entre si.

A noção de torção   Figura 56

As cadeias musculares enrolam-se ao redor das cadeias articulares. Isso é particularmente verdadeiro para as cadeias articulares dos membros, onde dominam as cadeias musculares do eixo relacional AL e PL. Entretanto, é graças ao cruzamento delas no tronco que este tem possibilidade de realizar torções.

Recordemos que a torção de um segmento resulta de duas rotações em sentidos opostos nos dois pólos desse segmento. Existe, de certa forma, uma lei que rege essa torção fisiológica no corpo. Encontramos sempre *uma rotação externa proximal (em cima ou atrás) associada a uma rotação interna distal (embaixo ou na frente).*

Figura 56

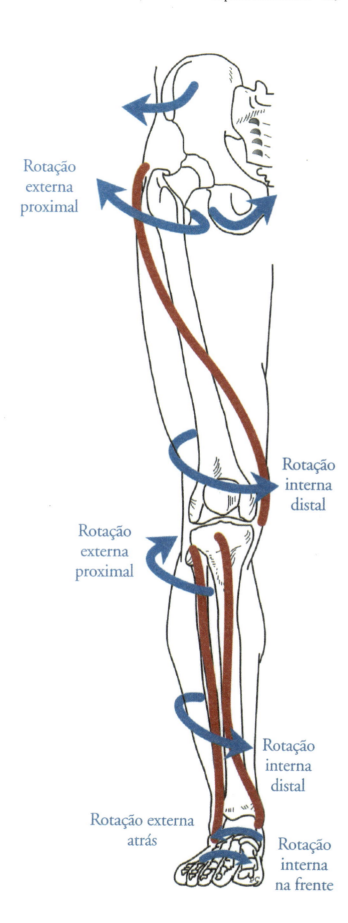

As torções fisiológicas
dos membros inferiores

Tomemos como exemplo o membro inferior: a raiz da coxa está em rotação externa relativamente à sua extremidade inferior, que, por sua vez, está relativamente em rotação interna. Encontramos a mesma coisa na perna.

No pé, a orientação é a seguinte: o retropé está em varo relativo, ou seja, em rotação externa, relativamente ao antepé que está mais em valgo, ou em rotação interna.

Esta torção é encontrada até mesmo na forma dos ossos e na disposição das trabéculas ósseas que reforçam sua estrutura. Voltaremos ao assunto nos capítulos que se seguirão.

Ação-reação entre músculo e osso

Existe um mecanismo de ação-reação entre o músculo, (que tende a encolher devido ao seu tônus) e o osso (que lhe dá apoio e resiste a ele). Alain d'Ursel, colaborador de Godelieve Denys-Struyf e grande estudioso do osso, recorre sempre à seguinte imagem: se não existisse o arcabouço ósseo para impor comprimento aos músculos, estes se encurtariam até adquirir o aspecto de bolas de borracha. Não é isso o que acontece quando ocorre a desinserção de um músculo?

Voltamos a encontrar esse mecanismo de ação-reação no fenômeno do crescimento. A *lei de Delpech* nos diz que "*o crescimento ósseo é inversamente proporcional às pressões sofridas pelos ossos*". Na realidade, o músculo, por seu tônus, favorece o crescimento ósseo, pois contribui para sua boa fisiologia. Os cosmonautas que, após terem se submetido aos efeitos da ausência da ação da gravidade/peso, sofreram desmineralização dos ossos, nos oferecem a prova disso. Se o excesso de pressão favorece a artrose, a pressão insuficiente pode envolver um risco de desmineralização. Como sempre, o equilíbrio situa-se entre os dois.

Por ocasião dos estirões de crescimento, muitas crianças sofrem de cãibras e dores musculares porque os ossos estão crescendo muito rápido e, de certo modo, o músculo não tem tempo de adaptar seu tônus. Não esqueçamos que o músculo é sobretudo sensível ao alongamento.

A observação de centenas de peças ósseas colocadas à nossa disposição por arqueólogos e antropólogos nos levou a numerosas constatações interessantes. Comparamos um grande número de escápulas e verificamos que suas formas são bem variadas: alguns são curvos, "cifosados", de certo modo, enquanto outros são muito chatos. Verificamos também grandes diferenças de largura ou altura.

Recordando as zonas de inserções dos músculos que se fixam na escápula e a direção de suas fibras, nos foi fácil estabelecer um paralelo entre a atividade desses músculos e a forma do osso. Podemos avançar a idéia de que *os ossos trazem na sua forma o traço da atividade muscular* e refletem fatalmente um tipo de funcionamento ligado à tipologia, tal como a concebe Godelieve Denys-Struyf.

Nós pensamos que *é possível e até mesmo desejável atuar sobre essa ação-reação entre músculo e osso mediante um trabalho preciso de rearmonização* (réaccordage) *das tensões recíprocas entre as cadeias*. Esse tipo de trabalho tem um lugar importante em nossos tratamentos.

Noções de fisiologia neuromuscular e aplicações práticas

Neurofisiologia do músculo

O músculo é elástico e contrátil. No que se refere à elasticidade, é importante notar que um músculo fusiforme, em uma situação fisiológica, é capaz, durante o movimento, de alongar-se até 50% de seu comprimento, em certos casos.

Experiências feitas pela equipe de **Tardieux** sobre o músculo solear do gato evidenciam os seguintes fenômenos:

– quando o músculo é mantido em alongamento/estiramento por três semanas seguidas, o número de sarcômeros aumenta até atingir um alongamento de 20% sobre seu comprimento.

– o mesmo músculo mantido encurtado pelo mesmo período de tempo, encurta-se em 45% de seu comprimento.

É interessante notar que um músculo parece encurtar-se mais facilmente do que alongar-se. O aumento do tônus e a elasticidade parecem não fazer uma boa combinação, o primeiro entravando a segunda.

Sherrington demonstrou que *o alongamento de um músculo inervado acarreta por parte desse músculo uma resposta de contração.* Se os nervos destinados a esse músculo forem seccionados, o músculo "paralisado" dessa forma comporta-se como uma estrutura puramente elástica.

No repouso, o músculo possui certa tonicidade, que é reflexa e depende dos nervos aferentes, cujas terminações estão situadas no nível dos fusos neuromusculares.

Esses nervos aferentes excitam, de modo reflexo, os motoneurônios que inervam o músculo do qual provêm as aferências fusoriais.

Trata-se de um reflexo monossináptico que chamamos **arco reflexo** e está situado na medula. Entretanto, certas aferências centrais podem, é claro, modificá-lo.

Este **arco reflexo** compreende diferentes elementos nervosos, entre os quais pelo menos dois neurônios:

– **um neurônio aferente** que vai do receptor sensorial, passa pela raiz dorsal da medula e chega ao sistema nervoso medular. Seu corpo celular situa-se no gânglio da raiz dorsal;

– **um ou vários neurônios eferentes** que emergem da medula pelo corno anterior e constituem a via final comum.

No que concerne aos neurônios aferentes, encontramos diferentes receptores sensíveis. As terminações nervosas acionadas pelo alongamento/estiramento são os feixes neuromusculares. Esses receptores especializados estão dispostos em paralelo às fibras musculares e são alongados quando o músculo é tracionado:

– **as fibras em saco** são sensíveis a 2 ou 3 g de estiramento sofrido pela fibra muscular e acarretam uma contração do músculo em defesa = *reflexo miotático direto;*

– **as fibras em cadeia** são sensíveis a 15 g de alongamento por fibra e desencadeiam também o reflexo miotático;

– **o aparelho de Golgi** encontra-se no tendão e é sensível a estiramentos acima de 100 g. Sua ativação leva a uma inibição do músculo alongado (através das fibras Ib) e a uma facilitação de seu antagonista = *reflexo miotático inverso.*

A resposta vai depender da ativação de motoneurônios aferentes, que são de dois tipos:

– **os motoneurônios alfa** inervam os elementos musculares extrafusais e acarretam a contração do músculo em resposta ao seu estiramento;

– **os motoneurônios gama** inervam os elementos musculares intrafusais e acarretam, pela contração destes, uma deformação da parte central do fuso onde se localizam as grandes terminações sensitivas. Estas têm precisamente a função de informar sobre tal deformação e acarretar, por seu influxo, uma modificação da descarga dos motoneurônios alfa destinados às fibras extrafusais.

Existe um motoneurônio gama que inerva as fibras em cadeia denominado, comumente, *motoneurônio gama estático ou tônico.*

Há também um motoneurônio gama que inerva as fibras em saco, chamado *motoneurônio gama dinâmico ou fásico.*

A alça gama é comparável a um servomecanismo funcionando por retroação:

– *Um alongamento do músculo por estiramento passivo gravitário acarreta uma contração reflexa,* que tende a recolocá-lo em seu comprimento original. É o que regula a postura.

– *Um alongamento do músculo por estiramento passivo, porém de intensidade suficiente, acarreta, ao contrário, um relaxamento deste, por via do que chamamos reflexo miotático inverso.*

A força e o tempo de aplicação devem ser suficientes para fazer intervir o aparelho de *Golgi* situado nos tendões, que está na origem desse reflexo miotático inverso.

Esse tipo de estiramento, em que o terapeuta coloca e mantém o paciente na postura que visa alongar determinados músculos, é muito utilizado no método Mézières. As partes não elásticas do músculo também podem ganhar em comprimento.

Em certos casos, a postura é mantida ativamente pelo paciente que aciona certos músculos antagonistas daqueles que se procura inibir. Neste caso, põem-se em jogo ao mesmo tempo o reflexo miotático inverso e a lei agonista-antagonista. É preciso lembrar que, nesse caso, o tônus dos músculos que realizam a postura corre o risco de aumentar.

– Um encurtamento do músculo por uma força externa, atenuando o alongamento sofrido pelas fibras musculares, acarreta uma diminuição dessa atividade reflexa, fazendo o músculo voltar a um tônus normal. É este o sistema solicitado nas técnicas osteopáticas que consistem em "ir no sentido da lesão", ou seja, a encurtar passivamente, e cada vez mais, o músculo espasmado, e em seguida esperar um tempo para obter seu relaxamento. Esta técnica nos parece bem mais interessante que o alongamento direto, nos casos agudos e mesmo em certos casos crônicos.

– A contração ativa intensa e em curso interno de um músculo pode ser seguida após o relaxamento da contração, por uma normalização de seu tônus de repouso. É esse o mecanismo solicitado pelo trabalho de "contrair-relaxar" de *Jacobson*, ou pelo movimento espontâneo na técnica oriental do Qi-Qong. Quando não existem retrações, o relaxamento é possível.

– Existe outra técnica muito utilizada em osteopatia e em fisioterapia e cujo nome varia segundo as escolas. Alguns falam de "contrair-relaxar", outros de contrações isométricas, para citarmos apenas as mais comuns.

Para não correr o risco de chamá-la erroneamente, vou redefinir as diferentes modalidades em seus pormenores:

Num primeiro tempo, coloca-se o músculo que se deseja relaxar *em seu curso mais externo possível* e opõe-se *uma resistência* (não muito forte) à sua contração, impedindo toda e qualquer alteração em seu comprimento, por *cerca de dez segundos*. Em geral, esse primeiro tempo vem associado à *inspiração* e pode ser seguido, para pacientes que têm expiração muito curta, de um tempo de apnéia em inspiração.

Esse primeiro tempo é seguido de um segundo tempo, em que, *enquanto o paciente relaxa progressivamente a contração, o terapeuta alonga passivamente o músculo*. Esse segundo tempo é associado à *expiração,* que favorece o relaxamento muscular. Existem, porém, casos em que para os músculos inspiradores o inverso será necessário.

Esta técnica é muito eficaz, mas exige uma grande precisão no posicionamento das mãos do terapeuta e precisão na dosagem do esforço, tanto por parte do paciente, no primeiro tempo, quanto do terapeuta, no segundo.

Trabalhos mais recentes apresentam evidências de que o alongamento, além do ganho em comprimento, *aumenta a adaptabilidade do músculo* às diferentes situações que ele pode ser levado a enfrentar e que necessitem de um justo equilíbrio entre contratibilidade e elasticidade (N. Guissard. U.L.B.).

Observemos, enfim, que os alongamentos perturbam temporariamente o equilíbrio tônico, pela inibição do reflexo miotático. É, pois, preferível deixar um período de recuperação suficiente entre as sessões terapêuticas ou antes da prática esportiva.

Certos fatores podem influenciar o tônus muscular

O equilíbrio psicológico e o equilíbrio neurovegetativo decorrente podem influenciar o tônus muscular. Pensamos imediatamente no estado de inibição da ação descrito pelo professor Laborit ou, ainda, nos estados espasmódicos. Muitas tensões não são, com freqüência, mais do que exteriorizações de um mal-estar mais geral. É, aliás, o que torna nossa profissão tão difícil e apaixonante ao mesmo tempo. Está claro que, se o estímulo inicial persiste, nossa eficácia ao longo do tempo fica comprometida.

O metabolismo geral influi na fisiologia muscular: má alimentação ou excessos alimentares podem transformar certos músculos em verdadeiros depósitos de lixo. Os resíduos ácidos que os sobrecarregam e dos quais não conseguem mais se desembaraçar aumentam seu limiar de excitabilidade. Esta pode ser a origem de muitas lombalgias, por exemplo.

Não devemos esquecer também as *dores musculares projetadas, em relação com um sofrimento visceral subjacente.*

Papel da respiração no alongamento

Inspiração ou expiração?

Se privilegiarmos a inspiração, fazendo aumentar a quantidade de oxigênio no sangue, corremos o risco de acarretar uma hiperoxigenação que favorece a contração muscular e as cãibras, e até mesmo o aparecimento de reações alucinógenas (aliás, é esse o mecanismo utilizado nas técnicas de Rebirthing).

Se privilegiarmos a expiração, estaremos favorecendo o aumento do CO_2 no sangue, que diminuirá o tônus muscular.

Se desejarmos obter um relaxamento das tensões, teremos mais interesse em privilegiar o tempo expiratório no momento da contração. É, aliás, o que sempre fez Mézières.

A torção na respiração

A inspiração é acompanhada por uma rotação externa nas cinturas, pélvica e escapular, e favorece a torção nos membros.

Na expiração ocorre o relaxamento dessa rotação externa das cinturas, e na expiração forçada ocorre até mesmo uma rotação interna completa dos membros.

F. Mézières, na sua prática, sempre colocava a extremidade proximal dos membros em rotação externa e solicitava a expiração forçada do paciente. Isso aumentava ainda mais o alongamento, por contrariar a rotação interna que acompanha a expiração forçada.

Evitar o bloqueio diafragmático

O diafragma comporta-se como um verdadeiro acumulador de tensão no centro do corpo e está ligado a todas as cadeias miofasciais. Você nunca se surpreendeu bloqueando a respiração durante o esforço? Isso acontece porque o diafragma passa a constituir então um ponto fixo para o conjunto da musculatura, que pode assim aumentar sua força.

Por ocasião de um alongamento, o bloqueio diafragmático pode ter por efeito impedir o relaxamento. Para evitar que isso ocorra, basta associar os alongamentos com uma expiração feita com a boca aberta, sem a mínima resistência ao fluxo de ar, sem contrações abdominais excessivas e mobilizando ao máximo as articulações torácicas.

Tudo isso contribui para a idéia de "eliminar os controles" (*lâcher prise*), que facilita o relaxamento.

Aplicações práticas e conclusões

O método das cadeias utiliza numerosos recursos, além dos mencionados. Não busca apenas a normalização do tônus ou o ganho em comprimento de certos tecidos retraídos. Seus objetivos incluem ainda a *normalização das tensões recíprocas e uma coordenação motora de melhor qualidade mediante uma consciência mais aprofundada do corpo.*

Em função de seus objetivos, o terapeuta pode servir-se dos seguintes instrumentos:

- *Massagens e "técnicas da pele"*: visando melhorar sua estrutura em relação ao trajeto das cadeias ou sobre zonas reflexas.

- *Técnicas reflexas*: pontos de inibição, traços profundos, traços cortantes...

- *Ativações*, por meio de contrações isométricas, de "arranhões" sobre a pele.

- *Conscientização do esqueleto*, por meio de desenho, modelagem, visualizações, dramatização e, também, por intermédio das percussões manuais ou com a ajuda de um diapasão ou de outro instrumento.

- As diversas técnicas corporais de aprendizagem seguidas de reautomatização do gesto correto, que agrupamos sob a designação de *conscientização corporal.*

Godelieve Denys-Struyf parte do princípio de que todas as técnicas são boas, desde que sejam adaptadas a cada caso e ao "terreno". Vemos ainda muitos terapeutas obstinados em tratar de todos os pacientes com os mesmos instrumentos e recursos terapêuticos, ainda que não obtenham resultado ao fim de várias sessões! Nem todas as técnicas, mesmo entre aquelas que se dirigem ao homem total, são indicadas para os vários tipos de terreno. Existem, em certos casos, sérias contra-indicações.

O método G.D.S. propõe testes precisos para analisar e em seguida definir o terreno, a fim de estabelecer as modalidades de nossas intervenções. Sua criadora resgatou numerosas técnicas tradicionais de fisioterapia, entre as quais a massagem. Muitos massoterapeutas e fisioterapeutas que substituem a massagem manual por aparelhos ou técnicas excessivamente sofisticadas, ainda que excelentes, teriam muito a lucrar com a contribuição trazida por ela.

Referências
bibliográficas

BIENFAIT, M. *Les fáscias.* Bordeaux, Societé d'Edition "Le Pousoè", 1982.

BORSARELLO, J. F. *Acupuncture.* 3. ed. Paris, Masson1986.

BOUISSET, S. e MATON, B. *Muscle, posture et mouvement.* Paris, Hermann, Editeurs des Sciences et des Arts, 1995.

DENYS-STRUYF, G. *Les chaînes musculaires et articulaires.* Bruxelles, I.C.T.G.D.S., 1987. (Publicado no Brasil pela Summus Editorial, sob o título *Cadeias musculares e articulares – O método G.D.S.*; 1995.)

DEPREUX, R. e LIBERSA, C. *Anatomie, schémas de travaux pratiques.* Paris, Vigot, 1988.

DE SEZE, S. e DJIAN, A. *La radiographie vertébrale.* 5. ed. Série *Diagnostic au service du médecin généraliste.* Paris, Visscher, A. Maloine.

DE SOUZENELLE, A. *Le symbolisme du corps humain.* Paris, Albin Michel.

GUISSARD, N. *Bases neurophysiologiques des étirements.* Laboratoire de Biologie Générale et Unité de Recherche en Neurophysiologie, Université Libre de Bruxelles.

HELYETT-WARDAVOIR. *Réflexothérapie et kinésithérapie.* Paris, Ed. Frison-Roche, 1997.

KAHN, F. *Ton corps et toi.* Editions Belges Novitas, 1937.

KELEMAN, S. *Emotional anatomy.* Berkeley, California, U.C. Center Press, 1985. (Publicado no Brasil pela Summus Editorial, sob o título *Anatomia emocional*; 1992.)

LAVIER, J. A. *Bio-énergétique chinoise.* Paris, Maloine.

LITTLEJOHN, J-M. *Mécaniques de la colonne vertébrale et du bassin,* transmitidas por Wernham, J. na Escola de Osteopatia de Maidstone, Kent, Inglaterra.

MASSON, J. *Cerveau et motricité.* Ed. Presses Universitaires de France.

MÉZIÈRES, F. *La gymnastique statique.* Paris, Imprimerie Polyglotte Vuibert, 1947.

PIRET, S. e BÉZIERS, M-M. *La coordination motrice.* Paris, Masson, 1971.

_____. *A coordenação motora.* São Paulo, Summus, 1992.

SAMSON e WRIGHT. *Physiologie appliquée à la medecine.* 2. ed., Paris, Flammarion, 1980.

Estudo do método G.D.S. em Wégimont, Bélgica, 1980-81. Discussões e intercâmbio com Mme. Godelieve Denys-Struyf.

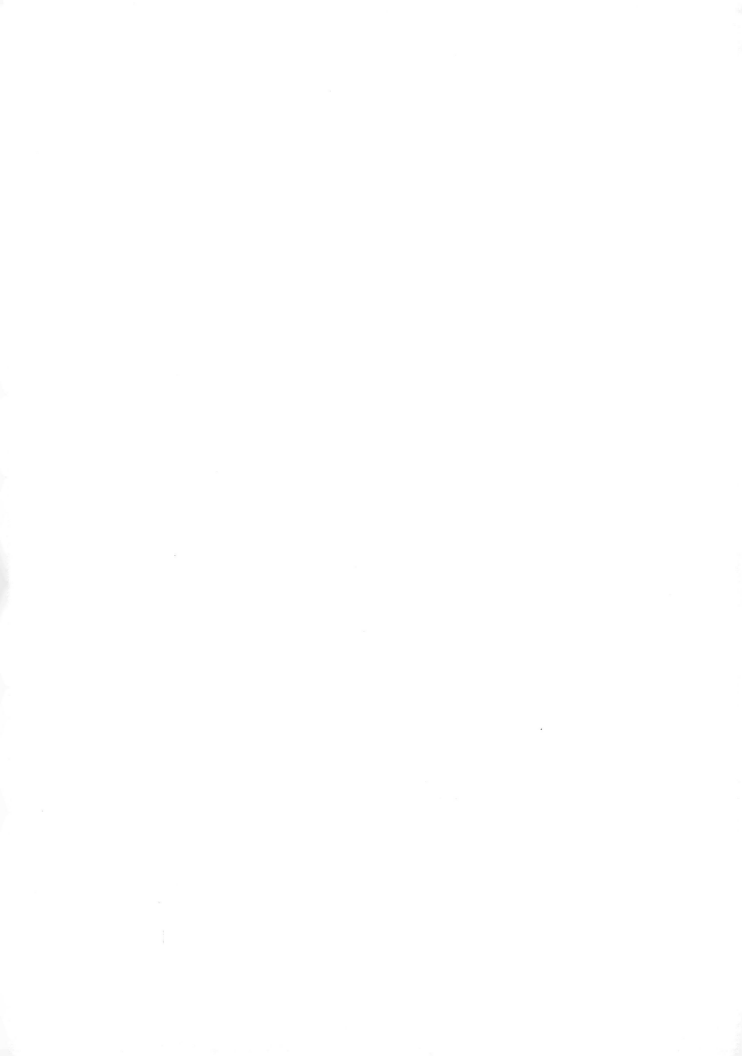